U0313008

胸外科临床教学案例精选

Selected Clinical Teaching Cases
in Thoracic Surgery

主审｜张春芳

主编｜程远大

中南大学出版社
www.csupress.com.cn
·长沙·

本书受中南大学教育教学改革研究项目（2020ALK25，2020jy156，2023jy074）资助

本书受中南大学湘雅医院肺癌诊疗中心"国家重大疾病多学科合作诊疗能力建设项目（肺癌疾病，z027002）"资助

主审、主编简介

主审：张春芳

外科学博士，肿瘤学博士后，中南大学湘雅医院胸外科主任，一级主任医师，二级临床教授，研究员，博士研究生导师，博士后导师。湖南省225人才学术工程学科带头人；湖南省直保健专家；肺结节精准诊疗湖南省工程研究中心主任(省级)；抗癌药物国家联合地方工程实验室副主任兼卫健委肿瘤蛋白质组学重点实验室副主任。

学术任职：

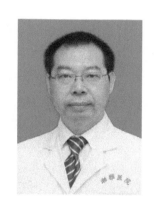

中国抗癌协会胸腺肿瘤整合康复专业委员会主任委员

STAR 胸心血管外科专业委员会主任委员

中国研究型医院协会胸外科专业委员会常委

中华医学会肿瘤学分会委员

中国医师协会胸外科分会常委、委员

中国医师协会医学机器人医师分会常委

中华医学会胸心血管外科学分会第十届委员会胸腔镜外科学组委员

中国抗癌协会康复分会胸科学组副主任委员

中国抗癌协会食管癌专业委员会委员

中国医疗保健国际交流促进会肺癌预防与控制委员会委员

国家癌症中心国家肿瘤质控中心食管癌质控专家委员会委员

湖南省医学会胸外科学专业委员会名誉主任委员(前主任委员)

湖南省医学会肿瘤学专业委员会主任委员

在全球率先开展机器人胸外科日间手术。建立机器人日间手术快速康复体系，组织编写《机器人胸外科日间手术快速康复专家共识》。主持国家自然科学基金2项，省部级课题20余项。以第一作者或通讯作者发表学术论文80余篇，其中有20余篇被SCI收录。以第一完成人荣获湖南省科学技术奖二等奖2项，湖南省科学技术进步奖三等奖1项，中南大学医疗新技术成果奖三等奖1项，中南大学湘雅医院医疗新技术二等奖1项、三等奖2项。主编《机器人辅助胸外科日间手术精要》，参编教材近10部，发明专利1项。

主攻方向：1.肺癌的侵袭和转移的分子机制研究；2.微创胸外科手术；3.机器人微创手术。

主编：程远大

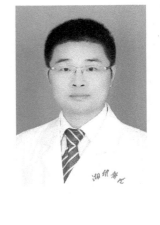

中南大学湘雅医院胸外科副主任医师，硕士研究生导师。

中南大学首届临床医学八年制博士

中南大学湘雅医院"十佳医师""十佳教师"

中南大学第九届三十佳教师（"十佳教案"获得者）

中南大学"青年岗位能手"

中国抗癌协会胸腺肿瘤整合康复专业委员会委员兼秘书长

STAR 胸心血管外科专业委员会副主任委员兼秘书

中国民族医药学会外科分会常务理事

湖南省医学会胸外科学专业委员会委员

湖南省胸外科医疗质量控制中心委员

湖南省医学会肿瘤学专业委员会委员兼秘书

湖南省老年医学学会胸外科专业委员会委员

湖南省国际医学交流促进会胸部肿瘤外科治疗专业委员会常委兼秘书长

湖南省抗癌协会肿瘤腔镜微创治疗专业委员会青年委员会副主任委员

湖南省抗癌协会肿瘤精准医学会专业委员会第一届青年委员会常委

主持国家自然科学基金青年基金 1 项，湖南省自然科学基金青年基金 1 项，校级教改课题 3 项。

以第一作者或通讯作者发表学术论文 20 余篇，其中 SCI 论文 10 余篇，担任副主编的专著 1 部（《机器人辅助胸外科日间手术精要》），参编高等学校医学规划教材 1 部（《湘雅临床技能培训教程》），执笔专家共识和质控标准 3 篇，荣获湖南医学科技奖二等奖 1 项（排名第 3），中南大学医疗新技术三等奖 1 项（排名第 1）。

副主编：高阳

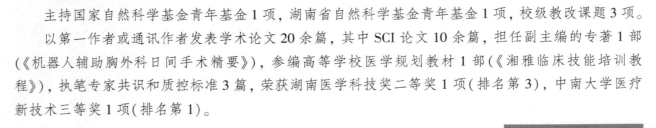

中南大学湘雅医院胸外科副主任，博士，主任医师，博士研究生导师。

从事胸部疾病外科诊疗工作 10 余年。擅长包含肺部肿瘤在内的胸外科疾病以手术为主的综合治疗。对于新辅助免疫联合化疗后的复杂、高难度胸腔镜手术有丰富的临床经验。率先开展机器人日间手术和机器人手术平台在新辅助免疫联合化疗后的肺癌患者中的应用，在国内处于领先水平。

学术任职：

中国医师协会胸外科医师分会手汗症专家组委员

中国抗癌协会食管癌专业委员会委员

中国研究型医院学会胸外科学专业委员会委员

湖南省国际医学交流促进会胸部肿瘤外科治疗专业委员会主任委员

湖南省医学会胸外科学专业委员会副主任委员

湖南省医学会肿瘤学专业委员会委员

一直致力于胸部肿瘤相关的治疗方案、耐药机制和手术方式的临床和基础研究，并取得了丰富的研究成果。近年来主持湖南省重点研发计划 1 项，湖南省自然科学基金 1 项，教育部博士点基金资助 1 项，中南大学湘雅医院青年科研基金 1 项；参与国家自然科学基金 4 项，湖南省科技计划项目 1 项，湖南省自然科学基金 1 项；在国内外高质量期刊上发表论文 20 余篇，SCI 论文最高影响因子 10.338，多次在国内外学术会议上发言；获国家专利授权 3 项。

副主编：张恒

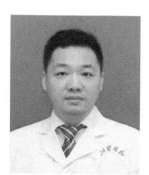

中南大学湘雅医院胸外科副主任医师，博士，硕士生导师。

近三年来主持和参与国家级和省部级课题 8 项。发表论文 10 余篇，获得发明专利 5 项。主要研究方向：肺癌的综合治疗，肺癌靶向药耐药，BRD4 抑制剂抗癌机制的研究。

学术任职：

湖南省防痨协会临床专业委员会副主任委员

湖南省胸外科专业委员会委员

湖南省胸外科专业委员会胸部创伤学组副组长

编 委 会

序 一

　　临床医学既是循证医学又是经验医学，我们在前辈的基础上，学习他们的经验和教训，又可将自己的经验和教训传授给年轻医生。临床案例是临床医生学习临床知识的来源，典型案例或罕见案例都是很好的临床学习素材。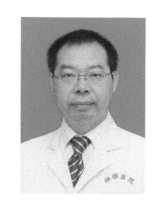

　　目前胸外科领域有关临床案例集锦的著作或图书较少，比较知名的书籍是《胸外科病例分析》（Clinical Scenarios in Thoracic Surgery），作者为Robert Kalimi 和 L. Penfield Faber，由我国知名胸外科专家，首都医科大学支修益教授主译。首先，该书以病例分析为线索，体现外科决策，但该书出版时间较早，翻译后 2008 年在国内发行，在知识点的方面与当前的疾病谱及治疗决策存在一定差异。其次，国内另一部关于胸外科案例的图书是《协和胸外科典范临床病案》，该书由中国协和医科大学出版社于 2017 年首次出版，由协和医院胸外科知名专家徐乐天教授担任主编，该书包含了案例的简单诊疗过程和影像资料，是国内第一部胸外科领域的案例集锦。2023 年，同济大学附属上海市肺科医院出版了《胸外科疑难少见病例临床实践》一书，该书系统整理了上海市肺科医院胸外科过往疑难少见病例的成功经验，是胸外科领域第一部有关疑难少见病例的著作。而在临床病例用于临床教学方面，国内仍是空白，缺少相关的书籍。

　　中南大学湘雅医院历来重视临床教学，湘雅学子在 77、78、79 级全国临床医学生联考中名列前茅。胸外科也非常重视临床医生的培养和医学生毕业后的再教育，坚持每月科室业务学习、特殊案例分享和教学查房。程远大副主任医师是中南大学湘雅医院的"十佳医师""十佳教师"及中南大学第九届三十佳教师"十佳教案"的获得者，曾参与全国高等医学院校大学生临床技能竞赛的培训工作，荣获"优秀培训教师"称号，具有丰富的临床教学经验。其牵头组织编写的这本《胸外科临床教学案例精选》，极具湘雅特色，覆盖面广，搜集了临床上典型案例和罕见案例，对病例资料进行了系统的整理，图文并茂，临床教学实用性较强，既有助于胸外科专科医师的自我学习，又可以用于胸外科的临床教学。相信这本书的出版，将有助于推动胸外科临床案例教学的发展！

　　　　　　　　　　　　　　　　　　　　　　　　　张拥军

　　　　　　　　　　　　　　　　　　　　　　　　　2024 年 3 月

序　二

　　临床教学是医学院校培养医学生的主要方式和重要任务之一。中南大学湘雅医院在临床教学方面有着悠久的历史和丰富的经验，曾取得了全国统考"三连冠"，大学生全国临床技能竞赛"四连特"的斐然成绩。

　　基于临床案例的教学是理论联系实践的教学，也是最有趣味的教学，也最能吸引学生的注意力。目前基于临床案例的教学方法，在各大医学院校被广泛采用。临床案例是临床教学最直接的素材，临床教学的发展离不开临床案例的积累，而临床案例的搜集、整理和提炼是一名临床教师基本的技能。

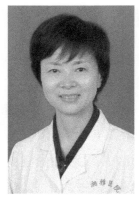

　　中南大学湘雅医院是一所百年老院，每年接诊和救治了无数患者，也积累了数以万计的典型案例、疑难案例和罕见病例，为临床教学提供了大量的资料。这些临床案例都是临床教学的宝贵资源。在强化临床科研的时代，临床教学资源的整理就显得尤为重要。

　　中南大学湘雅医院胸外科在张春芳主任的统筹下，由程远大副主任医师主编，全科人员共同参编的《胸外科临床教学案例精选》一书，汇聚了湘雅医院胸外科的临床典型案例和罕见案例，包含肺癌、食管癌、纵隔肿瘤、外伤等病种。每个案例都是一个精彩的诊疗故事，蕴含了一定的科学发现或经验教训；同时，每个案例也都有各自的知识点总结和延伸思考，为临床教学提供了相应的教学切入点。更为有特色的是，《胸外科临床教学案例精选》一书中的很多案例，通过对案例诊疗过程的描述，凝练了一些对医学伦理、哲学思想及人生价值的思考，从而为临床教学提供了丰富的思政教育素材，思政教育也是现代医学教育改革和发展的重点和方向。

　　《胸外科临床教学案例精选》是一本很好的胸外科临床教学的辅助用书，也是值得推荐的胸外科临床医生的参考用书。在科教兴国战略的指导下，希望更多的医学院校、临床专科能够精选更多的优秀临床案例，指导临床教学和实践，促进临床医学的发展。

2024 年 7 月 29 日

前　言

　　《胸外科临床教学案例精选》是通过对临床典型案例和罕见案例资料的总结和整理，编写的一本适用于临床医学胸外科方向的研究生、住培医师和进修医师学习参考的胸部疾病的临床教学用书。

　　案例精选分为典型案例和罕见案例两种，主要涵盖肺部、食管、纵隔及胸壁和外伤等。其中典型案例主要用于常规知识点的案例教学，罕见案例主要用于扩展知识面及提高学习兴趣。案例库采用结构化的形式进行建设，图文并茂，方便教学。

　　案例结构包含了案例的介绍、案例特殊点分析、临床知识点总结、案例在临床教学中的推荐使用方式(包含思政教育)，以及根据案例提出的一些相关思考和推荐的学习内容或平台等。部分案例已通过期刊发表，具有实际临床指导意义；部分案例选择以当前热点为主题，体现知识的前沿性；部分案例的选择是以身边的同事或亲人等为对象，增加了案例的真实性和说服力；部分案例是以前发生的医疗纠纷案例，用于增加教育意义；部分案例是模拟情景教学案例，用于弥补临床教学的不足等。案例选择覆盖面广，切入点多，兼备临床指导和教学育人的功能。

　　第一版的《胸外科临床教学案例精选》，共收纳了33个临床案例，其中肺部疾病案例13个，食管疾病案例5个，胸腔孤立性纤维瘤案例4个，纵隔肿瘤案例5个，胸壁肿瘤和外伤案例5个。随着临床案例的积累，该案例库还将不断更新和完善。

　　案例精选仍在完善过程中，因个人及团队能力有限，难免存在错误和疏忽，望批评指正！

程远大

2024 年 3 月

目　录

绪论

一、案例教学起源与现况

《教育大词典》认为："案例教学是高等学校社会科学某些科技类的专业教学中的一种教学方法。即通过组织学生讨论一系列案例，提出解决问题的方案，使学生掌握有关的专业技能、知识和理论。"也有学者认为，案例教学就是教师以案例为基础，在课堂中帮助学习者达到特定学习目的的一整套教学方法及技巧，力图促进专业知识增长和行为技能的发展，以焦点或问题为导向，本质上关注于解释现实生活中的经验。

虽然表述不同，但从上面的表述可见，案例教学是一种以学习者为主体，在教师的帮助和指导下，通过讨论研究，使学习者达到特定学习目的的教学方法。在某些领域或专业，这一教学方法能起到事半功倍的效果，尤其是在临床医学的教学过程中。

案例教学法是起源于美国哈佛大学，从1910年开始实施并逐渐被广泛采用的一种教学方法，受到美国教育界、学术界和企业界的重视和支持。1969年，美国神经病学教授Barrows在加拿大的麦克马斯特大学医学院首次将案例教学法引入医学教学领域。20世纪80年代初，我国的一些高等院校开始引入案例教学法，经过多年的实践和探索，案例教学法的运用日趋规范，对我国高校教学的改革和发展起到了很大的促进作用，对培养和提高医学生的理解及实际操作能力起到积极的推动作用。

临床案例是对临床实践过程中某一具体病例的客观描述，通过相关临床病历资料的搜集和整理，形成一个个典型的事件。对临床医生来说，通过典型案例的整理和分析，有助于提出一个假设、发现一个机制、总结出一个道理；对临床医学生来说，通过典型案例的学习和总结，有助于提高学习兴趣、掌握临床知识点、锻炼临床思维。因此，基于案例的学习（case-based learning，CBL）也是目前临床医学教学中常见的教学方式，它是以小组为单位、以学生为中心、以案例为导向的教学模式，它能够调动学生的学习积极性，培养其独立思考及解决问题的能力，并能将理论教学和临床更好地结合，提高整体教学质量。

截至2024年3月18日，在万方数据库检索"临床案例教学"，可检索到10134篇中文期刊论文，485篇会议论文，241篇学位论文。最早的学术论文可以追溯到1994年，如刘炳如等发表的《案例法在临床教学中的应用研究》。有关临床案例教学的论文呈逐年递增的趋势，2020年以后年均突破1000篇学术论文（图0-1）。

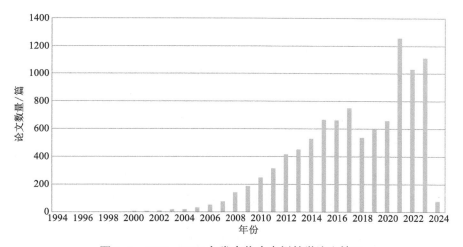

图 0-1　1994—2024年发表临床案例教学论文情况

目前临床案例教学已广泛应用于临床、护理、口腔等医学的各个专业的理论课、见习课和情景模拟教学课程。随着多媒体技术的发展，以及由于有大数据、云平台等现代化的教学设备和资源的保障，现在的临床教学方法变得多种多样。经典的教学方法包括以授课为基础的学习（lecture-based learning，LBL）、基于团队的学习（team-based learning，TBL）、基于问题的学习（problem-based learning，PBL）和基于案例的学习（Case-based learning，CBL）以及不同教学方法之间的联合教学等。上述不同教学方法各有特点，CBL教学适用于有一定的临床理论和实践基础的医学生学习。对于研究生来说，经过了临床五年的本科生学习，对于基础医学和临床医学的课程均进行了系统学习，且有一定的临床实践基础，因此临床医学的研究生是CBL教学的重要应用对象。

信息化的案例库教学具有网络化、智能化和多媒体化等特点，通过整合优质教学资源，可以提升教师授课水平、教学质量和教学热情，激发学生临床学习兴趣和锻炼学生早期临床思维能力，缩短学生从理论过渡到临床实践的时间。另外，师生可以随时随地享受优质的案例教学资源，并利用线上讨论及时地沟通交流教学中的重点、难点。

1999年大连理工大学建立了我国国内第一个案例库网站，随后清华大学、浙江大学等也相继建设了自己领域内的案例库。2012年教育部学位与研究生教育发展中心成立了"中国专业学位案例中心"（China Professional-degree Case Center，简称案例中心/CPCC），该中心建成了的教学服务平台覆盖临床医学等多个专业学位类别。截至2021年9月，开通法律、教育、公共管理、会计等多个专业学位案例库，累计收录4400篇案例，服务482家培养单位，案例总浏览量超264万次，但目前临床医学相关案例仅入库30例，相对较少。积极搜集和整理有价值的临床案例，开发高质量的临床教学案例对研究生教学以及我国的医学教育改革具有实际的临床意义。

中南大学湘雅医院胸外科是国内最早成立胸外科专科的医院之一。1951年，湘雅医院积极推进专科发展，外科系统细分为不同专科，自此湖南省最早的心胸外科成立。1978年已成为首批硕士学位授予点，1993年成为博士学位授予点，是国内较早开展研究生教育的单位之一，培养了国内众多优秀的胸外科人才。中南大学湘雅医院胸外科坚持"立德树人、教书育人"，始终把临床医学教育作为科室重点。近20年来，科室的发展迎来重大机遇，在老一辈胸外科专家袁明道教授、陈胜喜教授、张春芳教授等带领下，科室的临床、教学和科研同步发展，硕果累累，在临床上积累了一系列的经典教学案例。在张春芳主任的领导和统筹下，中南大学湘雅医院胸外科的案例教学已形成常规、常态和标准。

二、胸外科案例教学的优势

案例教学是通过一个或几个独特而又具有代表性的典型事件，让学习者在案例的阅读、思考、分析和讨论中，建立起一套适合自己的完整而又严密的逻辑思维方法和思考问题的方式，以提高学习者分析问题、解决问题的能力。

和其他外科一样，胸外科的病种覆盖肿瘤、炎症、畸形和外伤等，但不同的是胸外科涉及的脏器往往是重要脏器，如气管、肺、食管等，因此，胸外科手术常为三、四类手术。除了一些三级甲等医院常规设置胸外科外，一般地市级医院即便设置胸外科，其收治患者数量和病种方面也存在很大的局限性，这也给临床教学带来很大的影响。

此外，胸外科有些疾病的发生率不高，如肺隔离症、漏斗胸、手汗症等。临床教学中，尤其是临床见习过程中，会存在缺少相应患者作为见习的对象。对于一些专科性较强的医院，收治病种有一定的倾向性，这种问题更加严重，如肺结核病院，其主体是收治肺部结核患者，对于其他病种收治较少。

外伤是胸外科的主要病种之一，但对于胸部外伤需要手术的患者，往往同时合并有颅脑外伤、腹部外伤或肢体骨折等其他部位脏器的外伤，患者病情复杂或严重，一般需要住在重症监护病房。这也给胸部外伤方面的教学带来一定的困难，不便于床旁见习和教学。

因此，基于胸外科临床教学目前存在的窘境，胸外科案例教学体现出其明显的优势。胸外科案例教学可以将临床真实案例、罕见案例、特殊案例以及一些根据临床真实案例改编的典型案例，通过系统的梳理和整合、病情的还原和分析、知识点的提炼和拓展，在课堂再现临床情景，用于指导临床教学工作，弥补临床教学资源不足的情况。

三、胸外科教学案例教学应用指导

《胸外科临床教学案例精选》一书收集了肺部、食管、纵隔和胸部外伤等方面疾病的案例。一个案例一个故事,一个案例一个知识点,一个案例一个教训或经验。案例按结构化进行汇编,包括以下五方面:案例题目,病例摘要,诊疗过程,病例特点分析与讨论,知识点总结与教学应用。

《胸外科临床教学案例精选》一书中的案例可用于胸外科临床见习课的教学、情景模拟教学、本科生的理论课教学以及研究生、住培医生和进修医生教学的辅导用书等。其中,典型案例适合用于临床见习课教学,特殊案例和少见案例适合用于研究生或住陪医生教学。

授课老师可通过"案例题目"选择相应部位的疾病或知识点,通过"案例在临床教学中的应用"来评估该案例是否符合你本次的教学内容。如在肺部疾病的第一节,在"知识点总结与教学应用"部分,我们明确提出,本案例可为肺部良性病变章节(尤其是支气管扩张)、纵隔肿瘤(尤其是前纵隔肿瘤)以及肺功能评估教学的引导案例。授课老师可据此决定该案例是否适合你本次的教学内容。此外,本书对每一章节的图片进行了汇总,读者可以通过扫码该章节最后的二维码获取电子版原图,用于临床教学。

关于案例教学的实施过程,大致可分成引入案例、案例讨论、概括总结三个基本环节。首先是引入案例,案例在引入过程中,可以运用一些手段来提醒学习者应予以注意的其中的关键点,引导学习者在接下来的学习中有重点地进行研讨。然后是案例讨论,这是案例教学的核心部分。典型的临床案例讨论一般总是与下列问题的探讨联系在一起的,包括病史总结、临床诊断和治疗方案等。最后是概括总结,通过从案例讨论中提炼出知识点,为后续的课堂教学提供准备。在这一阶段,可以让学习者来总结,对于启发式的案例或少见案例,也可以教师自己总结,讲明案例中的关键点以及在上一环节讨论中存在的问题和不足之处。

四、案例教学的展望

案例教学,注重激发学习者的主体精神,强调学习者主动学习、独立思考、大胆探索,积极提出自己的观点、思路和方法,使学习者充分认识到自身能力,充分发挥自己的潜能。

案例教学,注重引导学生从临床案例中获得经验或教训,使之在以后的临床工作中,能尽量避免少走弯路。

案例教学,注重锻炼学生临床思维和分析临床问题的能力,使之尽快适应从临床医学生到临床医生的转变。

目前,不同的行业部门,均在积极开展和探索案例教学,建立相应的案例教学库。相信案例教学在未来的医学教育领域将会被更加重视,也将被更多的临床教师采纳,被更多的临床医学生喜欢。

参考文献

[1] 王勇,杨雅迪. 浅探案例教学[J]. 卷宗,2016(10):329.
[2] 刘华,周小兰,宋梅,等. 浅谈案例教学法的作用及实施[J]. 卫生职业教育,2011,29(16):59-60.
[3] 雍慧荣. PBL 教学法在病理学基础教学智能光的应用体会[J]. 卫生职业教育,2009,27(2):14-15.
[4] 李文华,徐通达,潘德峰,等. 心内科临床教学 PBL 模式的探索与实践[J]. 医学教学探索,2009,10(1):25-26.
[5] 刘炳如,梅人朗. 案例法在临床教学中的应用研究[J]. 国外医学(医学教育分册),1994(2):75-78.
[6] 吴泽昂. 关于临床医学案例库教学体系建设的几点思考[J]. 农垦医学,2019,41(3):278-280.
[7] 中国专业学位案例中(https://case.cdgdc.edu.cn/index/enterIndex.do)

(程远大)

第一章

肺部疾病

第一节　支气管扩张合并肺内畸胎瘤1例

一、病例摘要

年轻男性，反复咳嗽、咳痰伴咯血多年，检查发现左上肺、左下肺支气管扩张，合并左上肺占位性病变。手术切除左侧全肺，术后病理证实：左肺支气管扩张并左上肺畸胎瘤。

二、诊疗过程

患者，男，39岁。因反复咳嗽、咳痰伴咯血14年，加重1个月入院。患者反复咳嗽、咳痰伴咯血，自诉曾咳出毛发样物体。体格检查：左上肺呼吸稍微偏低，可闻及少许湿啰音。胸部CT检查提示，左上叶舌段支气管囊状扩张，其内并多发结节灶，部分融合，可见脂肪密度(CT值-65 Hu)、点状钙化灶及实质密度(平扫CT值44 Hu)，增强后实质部分可见强化(CT值54 Hu)，考虑良性病变，支气管扩张并曲霉菌感染；左下叶背段支气管扩张并感染(图1-1)。支气管镜检查示：左上叶前段支气管腔内可见肿块突出，大量稻草样、结石样物质(图1-2)，临床考虑畸胎瘤可能性大。

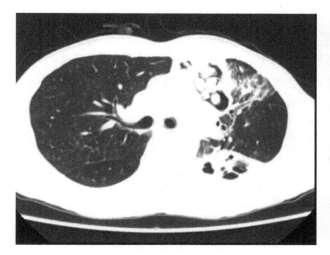

图1-1　术前胸部CT

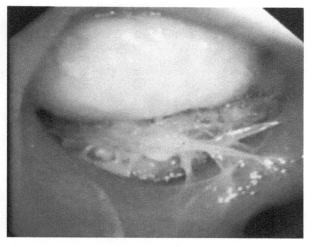

图1-2　患者支气管镜检查可见稻草样异物

患者于2015年6月在全身麻醉(简称全麻)下接受了左全肺切除，术中见左上肺前段病变与支气管管腔相通，其内有大小不同的肉样凸起及大量毛发样物体(图1-3)。术后病理结果示，(左全肺)支气管扩张，左上肺囊性成熟性畸胎瘤，大小5 cm×4 cm×3 cm。术后经抗炎等对症支持治疗，恢复良好，顺利拔出胸腔引流管，术后第12天出院。

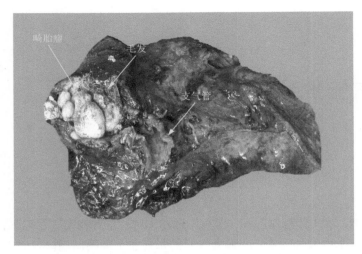

畸胎瘤　　毛发　　支气管

图1-3　大体标本左全肺及畸胎瘤病变

三、病例特点分析与讨论

(一)肺内畸胎瘤少见

发生于肺内的畸胎瘤(intrapulmonary teratoma,IPT)临床比较罕见,根据Macht等的文献复习和统计,截至2010年只有81例报道。IPT特异性的临床表现为咳出毛发等异物,但发生率只有13%。

支气管扩张合并畸胎瘤,尚未见报道。

(二)良性病变全肺切除需谨慎

临床上行全肺切除需谨慎,尤其是对于良性病变。患者一侧全肺切除常因肺功能丢失过多而严重影响术后生活质量。对于双侧肺功能,右肺功能较左侧稍多,右全肺切除更应谨慎。本例患者因为左上肺和下肺均合并支气管扩张,左下肺严重,左上肺同时合并畸胎瘤,因此行左全肺切除。

(三)病例特点总结

青年患者,反复咳嗽、咳痰、咯血十余年,临床符合典型的支气管扩张的表现。咳嗽时可出毛发及支气管镜检查时见稻草样异物,是典型畸胎瘤的表现。

胸部CT提示左上肺和左下肺支气管囊性扩张。肺内畸胎瘤的形成加重了支气管扩张的进展。

外科手术同时切除畸胎瘤和支气管扩张,可达到一举两得的目的。

四、知识点总结与教学应用

(一)支气管扩张(bronchiectasis)

1. 病因

支气管及其周围长期受慢性炎症刺激,支气管壁的肌肉和弹性组织被破坏,导致支气管变形及持久扩张;部分患者有先天性遗传因素原因。

青壮年患者发病主要继发于感染,儿童发病主要见于先天畸形。感染与支气管阻塞相互影响,是导致支气管扩张形成的病理生理基础。支气管壁及周围肺组织的反复感染导致支气管壁被破坏、纤维化,从而可以出现感染,而感染引起的炎症反应、淋巴结肿大、管腔分泌物增多等会造成支气管阻塞,阻塞又会进一步加重感染,从而形成恶性循环。支气管扩张好发于第3~4级支气管,根据扩张的形态通常分为柱型、囊状和混合型三型(图1-4)。

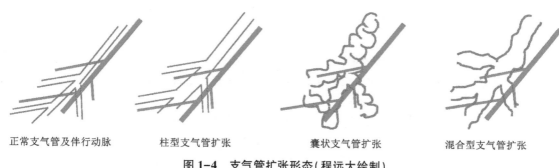

| 正常支气管及伴行动脉 | 柱型支气管扩张 | 囊状支气管扩张 | 混合型支气管扩张 |

图1-4　支气管扩张形态（程远大绘制）

2.临床表现

常表现为咳嗽、咳痰（如合并感染，常以咳浓痰为主）、咯血。患者排痰量较多，合并感染时可呈黄绿色脓性，甚至有恶臭。部分患者痰中带血或大量咯血。病情反复和持续数年，病程较长者，可出现贫血，营养不良或杵状指（图1-5）

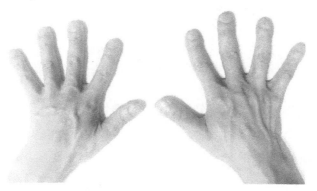

图1-5　杵状指

3.诊断

高分辨CT薄层扫描是诊断支气管扩张敏感性和特异性均较高的检查，是目前诊断支气管扩张的主要检查手段。

4.治疗

治疗方案包括：内科治疗、介入治疗和外科治疗等。

轻度支气管扩张或双肺多发支气管扩张，以内科对症支持治疗为主，包括积极治疗基础疾病，控制感染、祛痰、解除气道痉挛等。

对于支气管扩张合并大量咯血者，尤其针对不能耐受手术者或者病变范围较广不适合手术者，可选择支气管动脉栓塞治疗。

外科手术治疗支气管扩张的适应证：1）患者身体情况良好，可耐受手术；2）经规范内科治疗，但症状反复无明显减轻；3）病变相对局限；4）支气管扩张合并大量咯血，内科治疗无效，抢救性治疗。

5.预后

支气管扩张属于肺部感染性病变，支气管的变形常难以逆转，容易反复发作。外科切除对于局限性支气管扩张患者可达到根治效果。

（二）畸胎瘤（teratoma）

1.病因

畸胎瘤是最常见的生殖细胞肿瘤，来源于胚胎性腺的原始生殖细胞，大多数由多胚层组织构成，常见于人体躯干纵轴，如脑、脊柱、纵隔、盆腔等部位。纵隔是除生殖腺外最常见的生殖细胞肿瘤的发生部位，主要位于前纵隔。

畸胎瘤含有三个胚层成分，通常外胚层占较大的比例，约占69%，可有皮肤、毛发、毛囊、汗腺、皮脂腺等；中胚层成分主要有平滑肌、软骨和脂肪；内胚层成分主要是各类上皮，如呼吸道上皮或消化道上皮或胰腺组织。

分为成熟性畸胎瘤和未成熟性畸胎瘤，成熟性畸胎瘤为良性，其内可见骨、软骨、毛发或体脂等。非成熟性畸胎瘤有恶性肿瘤的生物学行为，常向外侵犯或与周围组织粘连。成人畸胎瘤多为成熟组织，恶性变机会相对较小，儿童畸胎瘤多含未成熟组织，恶性变可能性大。

2. 临床表现

无特异性症状。根据畸胎瘤生长的部位、大小及对周边脏器的侵犯或压迫情况不同，临床表现各异。常见症状包括胸痛、咳嗽、前胸不适、呼吸困难等，主要是因为肿瘤的直接压迫、感染粘连和肿瘤破溃后穿入脏器引起的相关症状，早期可无明显症状。

3. 诊断

胸部CT是常用的检查和评估方法。畸胎瘤在胸部CT上常表现为肿瘤内含有脂肪、液体、软组织、钙化或其他组织等不同密度的混合影。

4. 治疗

以外科切除治疗为主，对于未成熟性畸胎瘤，外科切除术后仍需要辅助化疗。

5. 预后

成熟性畸胎瘤通过外科根治性切除可达到治愈，未成熟性畸胎瘤，因其恶性生物学行为，存在术后复发和转移可能。

(三)案例在临床教学中的应用

本案例可作为肺部良性病变章节(尤其是支气管扩张)、纵隔肿瘤(尤其是前纵隔肿瘤)以及肺功能评估教学的引导案例。

通过本案例，引申出支气管扩张、纵隔肿瘤、肺功能三个胸外科医生需要掌握的知识点，其中要求掌握的内容如下。

掌握支气管扩张的典型临床表现：咳嗽、咳痰、咯血；

掌握支气管扩张的外科手术指征；

掌握肺内畸胎瘤的特异性支气管镜检查：稻草样异物；

掌握肺切除手术肺功能评估流程和指标。

(四)案例思考与拓展

(1)思考：该患者如无临床症状，是否仍需要手术？

(2)术前肺功能的评估(附件1)。

(3)推荐文献学习。

1)姜格宁，张雷，朱余明，等. 肺切除手术患者术前肺功能评估肺科共识. 中国胸心血管外科临床杂志，2020，27(1)：1-9.

2)BRUNELLI A, CHARLOUX A, BOLLIGER C T, et al. ERS/ESTS clinical guidelines on fitness for radical therapy in lung cancer patients (surgery and chemo-radiotherapy). Eur Respir J, 2009, 34(1)：17-41.

3)BRUNELLI A, KIM A W, BERGER K I, et al. Physiologic evaluation of the patient with lung cancer being considered forresectional surgery：Diagnosis and management of lung cancer, 3rd ed：American College of Chest Physicians evidence-based clinical practice guidelines. Chest, 2013, May；143(5 Suppl)：e166S-e190S.

声明：

本案例已发表在《中华胸心血管外科杂志》。程远大，高阳，张位星，等.支气管扩张合并肺畸胎瘤1例. 中华胸心血管外科杂志，2016，32（3）：186.

参考文献

［1］MACHT M, MITCHELL J D, COOL C, et al. A 31-year-old woman with hemoptysis and an intrathoracic mass ［J］. Chest, 2010, 138(1)：213-219.

［2］SAINI M L, KRISHNAMURTHY S, KUMAR R V. Intrapulmonary mature teratoma［J］. Diagn Pathol, 2006, 1：38.

［3］陈孝平，汪建平，赵继宗.外科学［M］.9版.北京：人民卫生出版社，2018年.

［4］张志庸.协和胸外科学［M］.2版.北京：科学出版社，2010.

［5］程远大，高阳，张位星，等.支气管扩张合并肺畸胎瘤1例［J］.中华胸心血管外科杂志，2016，32(3)：186.

（程远大，高阳，张位星，张春芳）

附件 1 术前肺功能的评估

　　胸腔由纵隔一分为二，两侧胸腔由胸膜封闭为两个独立的胸膜腔，在两侧的胸膜腔内有左右两侧肺组织，其中左侧肺分上、下两个肺叶，右肺分上、中、下三个肺叶（图 1-6），根据支气管分支情况，两侧肺叶又细分出不同的肺段。左肺分 8 个肺段，右肺分 10 个肺段（图 1-7），其中左上肺尖后段融合为一个肺段，左下肺内前基底段融合为一个段。

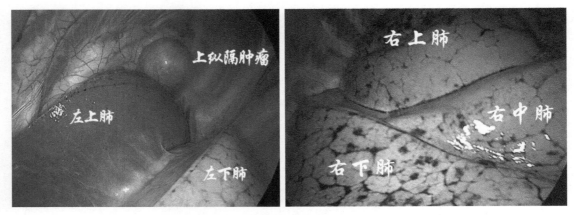

图 1-6　胸腔镜视野下双侧肺的分叶情况

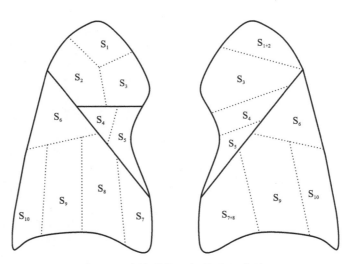

图 1-7　肺的分段示意图（程远大绘）

　　不同肺容积的切除所需要的肺功能指标不同，根据欧洲呼吸学会及欧洲胸外科医师协会对肺功能的评估指南，肺切除术后肺功能评估流程如下。

　　第一步是采用静态肺功能进行初步肺功能评估，包括通气肺功能和弥散肺功能检测。其中 FEV1（第一秒用力呼气量)和 DLco(一氧化碳弥散量)是重要的评估指征,FEV1 反映通气功能,DLco 反映肺的弥散功能。当两个指标均大于预计值的 80%时,可耐受一侧的全肺切除。当两者任何一个指标没有达到该标准时,需要进行第二步评估。

第二步评估是运动心肺功能评估。运动心肺功能检测主要的指标是 VO_{2max}(每分钟最大耗氧量),当 VO_{2max} 大于预计值 75%或者绝对值大于 20 mL/(kg·min)时,可耐受一侧的全肺切除。当 VO_{2max} 没有达到次标准时,需要进行第三步评估。

第三步是计算预计术后评估指标,主要包括:ppo-FEV1,ppo-DL_{CO} 及 ppo-VO_{2max},计算公式如下:

ppo-FEV1＝pre-FEV1·(1-a/b),a 为双侧没有阻塞不张的靶肺段数量,b 为双侧没有阻塞不张的所有肺段数量,ppo-DL_{CO} 及 ppo-VO_{2max} 计算公式同理。

当 ppo-FEV1 和 ppo-DLco 两者都大于 30%预计值,评估手术切除为可耐受;

当 ppo-FEV1 和 ppo-DLco 两者有其中之一不满足上述要求时,需要进一步计算 ppo-VO_{2max};

当 ppo-VO_{2max} 大于 35%预计值或大于 100 mL/(kg·min)时,评估手术切除可耐受,当不能满足上述条件时,不推荐外科手术;

当 ppo-FEV1 和 ppo-DLco 两者都小于 30%预计值时不推荐手术。

肺功能的评估流程图如图 1-8 所示。

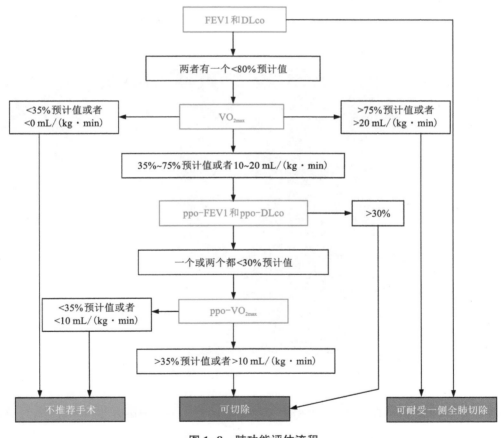

图 1-8　肺功能评估流程

(程远大,曾蔚)

第二节 叶外型肺隔离症合并非典型腺瘤样增生 1 例

一、病例摘要

本案例报道一例 2 岁患儿，因考虑先天性左侧膈疝行手术探查，术中发现为膈膨升合并左侧叶外型肺隔离症，术后病理检查发现隔离肺中存在非典型腺瘤样增生。经文献检索，起源于隔离肺的非典型腺瘤样增生未见报道。本案例支持隔离肺具有潜在肺癌倾向的假说，应积极外科干预。

二、诊疗过程

患儿，2 岁，男，因反复咳嗽肺部感染就诊当地医院，胸部检查考虑左侧先天性膈疝，予以抗感染治疗，症状好转，建议转至上级医院就诊以进一步处理先天性膈疝。消化道钡餐检查提示左侧膈肌明显升高（图 1-9），临床考虑左侧先天性膈疝可能。

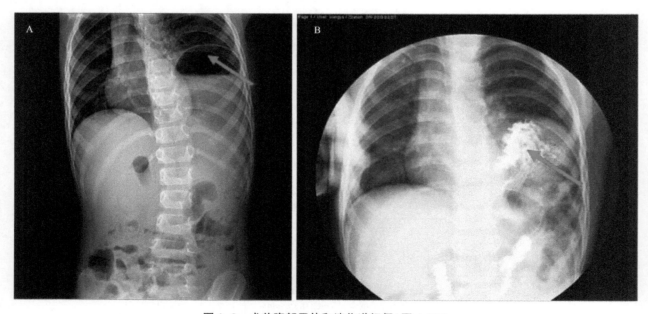

图 1-9　术前腹部平片和消化道钡餐（图 A&B）

患儿接受了左侧开胸探查手术，术中仅发现左侧膈肌抬高，考虑左侧膈膨升。术中意外发现存在叶外型隔离肺，有来自腹主动脉的血供，经术中与家属谈话，一并外科切除。术后病理意外发现，在切除的隔离肺组织中发现非典型腺瘤样增生（图 1-10）。患者术后恢复顺利，在随访的第 3 年未观察到明显复发迹象（图 1-11）。

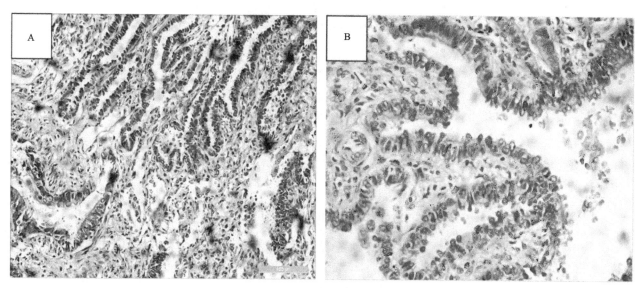

图 1-10　术后病理检查证实为非典型腺瘤样增生（H&E 染色，×200 和×400）

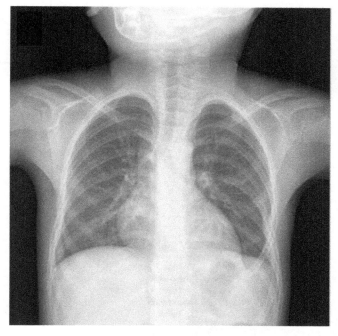

图 1-11　术后第 3 年随访时的胸片

三、病例特点分析与讨论

（1）膈膨升误诊为膈疝。

膈膨升如无临床症状，手术不是必需选择，而膈疝属于急诊手术范畴。因此，准确地鉴别膈膨升和膈疝对于临床治疗方式的选择具有重要意义。该病例术前片和上消化道碘水造影检查提示膈疝，对于怀疑膈疝的患者，胸腹部 CT 及三维重建往往是必需的，CT 三维重建对于膈膨升和膈疝具有一定的鉴别能力。

（2）年龄较小（2 岁）患者的肺隔离症手术。

（3）首次报道在隔离肺中发现非典型腺瘤样增生。

该患儿因术前缺少胸部CT检查，不仅仅把膈膨升误诊为了膈疝，同时漏诊了肺隔离症的诊断。该案例虽然发现了隔离肺合并非典型增生的现象，但对于临床的诊疗流程和术前的检查完善，应引起更多临床的关注。

四、知识点总结与教学应用

（一）非典型腺瘤样增生（atypical adenomatous hyperplasis，AAH）

非典型腺瘤样增生是病理学概念，是肺腺癌的癌前病变，病灶呈单排非侵袭性的不典型上皮细胞衬覆于肺泡壁，可分为轻度、中度和重度，一般病灶≤5 mm。

关于肺腺癌的分类详见拓展学习内容。

（二）肺隔离症（pulmonary sequestration，PS）

肺隔离症是指一种少见的先天性肺发育畸形，是由异常体循环动脉供血的部分肺组织形成的囊性肿块（图1-12），这部分肺组织可与支气管相通，造成反复发作的局限性感染，不相通时则不会出现任何呼吸道症状，又称为支气管肺隔离症。可分为叶内型和叶外型。叶内型与正常肺组织包裹在同一胸膜下，解剖关系密切，与支气管相通，有症状；叶外型单独包裹在其自身的异常胸膜下，与正常肺组织相对独立，无症状。临床上以叶内型常见。临床特点为存在异常动脉供血（图1-13）。本病治疗方法主要是手术切除病变肺组织。

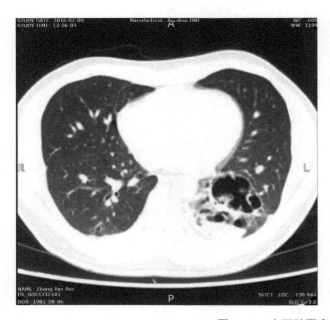
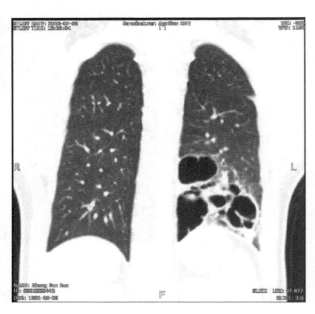

图1-12 左下肺隔离肺CT（非本例患者）

（三）案例在临床教学中的应用

本案例推荐作为肺部感染性疾病——隔离肺知识点教学的引导案例。通过本案例可以引申出膈膨升、膈疝、非典型腺瘤样增生等额外知识点。

通过学习本案例，要求掌握的知识点如下：掌握隔离肺的概念；掌握隔离肺的分类及治疗原则；掌握非典型腺瘤样增生的概念。

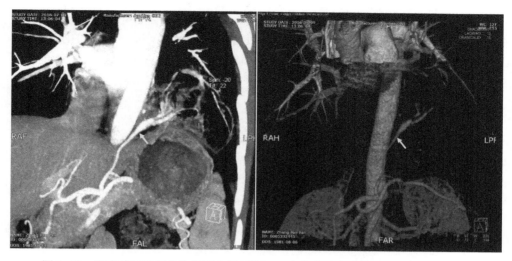

图1-13 隔离肺可见异常体循环血供(箭头),来自腹腔干动脉分支(非本例患者)

(四)案例思考与拓展

(1)思考:膈疝与膈膨升应如何鉴别?
(2)先天性膈疝的相关知识。
(3)肺腺癌的分类(表1-1)。

表1-1 三版肺腺癌 WHO 分类的对比

2004年 WHO 版本(第3版)	2011年 WHO 版本(第4版)	2021年 WHO 版本(第5版)
	浸润前病变	**腺体损害前病变**
	• 非典型腺瘤样增生(AAH)	• 非典型腺瘤样增生(≤5 mm)
	• 原位癌(AIS)	• 原位腺癌(≤3 cm)
	非黏液型	
	黏液型	**腺癌**
	混合型	• 微浸润腺癌(≤3 cm,贴壁样为主型,浸润≤5 mm)
混合型		
腺泡状腺癌	**微浸润性腺癌**	• 浸润性非黏液性腺癌
乳头状腺癌	非黏液型	• 浸润性黏液腺癌
实体腺癌	黏液型	• 胶样肺腺癌
细支气管肺泡腺癌(非黏液性)	混合型	• 胎儿型腺癌
细支气管肺泡腺癌(黏液性)		• 肠型肺腺癌
胎儿型腺癌	**浸润性腺癌**	
黏液性腺癌(胶状癌)	伏壁型为主	
印戒细胞癌	腺泡型为主	
透明细胞癌	乳头型为主	
	实体+黏液型	
	其他浸润变异型	
	胶样型	
	胎儿型	
	肠型	

声明：

本案例已在《中国肺癌杂志》(英文版)发表。LU Liqing，ZHANG Chunfang，CHENG Yuanda. Solitary AAH Arising from Extralobar Sequestration in A Less Than 3-year-old Boy：A Case Report. Chin J Lung Cancer，2017，20(11)：787-788.

参考文献

[1]CHAPMAN A D, KERR K M. The association between atypical adenomatous hyperplasia and primary lung cancer. Br J Cancer, 2000, 83(5)：632-636.

[2]TSAO M. PL01.05 The new WHO classification of lung tumors[J]. J Thorac Oncol, 2021, 16(3)：S63.

[3]LU LIQING, ZHANG CHUNFANG, CHENG YUANDA. Solitary AAH Arising from Extralobar Sequestration in A Less Than 3-year-old Boy：A Case Report[J]. Chin J Lung Cancer, 2017, 20(11)：787-788.

(程远大，卢礼卿，张春芳)

第三节　新生儿巨大叶外型隔离肺伴持续性胸腔积液 1 例

一、病例摘要

巨大叶外型隔离肺在肺部疾病中较为罕见，目前国内外文献报道较少。本案例报道 1 例新生儿巨大叶外型隔离肺伴严重持续性胸腔积液，出生 12 天后行手术切除，术后疗效满意，顺利出院。该病例提示早期手术治疗对于伴有严重胸腔积液的隔离肺患儿有明显优势。

二、诊疗过程

患儿，男，出生 18 min，入新生儿科监护室。其母亲孕期定期产检，孕 23 周时，孕期磁共振成像发现胎儿右侧胸腔占位，大小约 29 mm×20 mm×28 mm（图 1-14），彩超可见异常体循环血供，考虑隔离肺可能（图 1-15）。

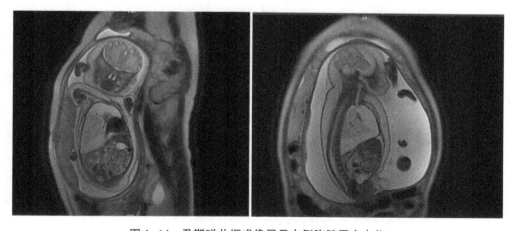

图 1-14　孕期磁共振成像显示右侧胸腔巨大占位

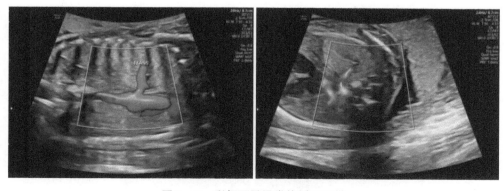

图 1-15　彩超可见异常体循环血供

定期产前检查，右侧隔离肺逐渐增大，同时合并双侧胸腔积液，右侧为甚。孕 33 周时，右胸隔离肺大小约 50 mm×32 mm×61 mm，胎儿右侧胸腔积液增多，彩超下液暗区约 55 mm，予以宫内胎儿胸腔穿刺，抽约 65 mL 清亮液体，胸腔积液常规生化检验提示为漏出液。孕 34 周时，产检提示右侧胸腔大量积液，较前增多，右肺及纵隔受压，经多学科会诊讨论后，决定予以宫内胸腔穿刺后急诊行剖宫产手术。

患儿出生时体重 2.55 kg，出生后 1 min、5 min 和 10 min Apgar 评分均为 10 分。患儿出生后出现呼吸困难，三凹征，无明显发绀，转至新生儿科监护室。出生后 1 天进行胸部增强 CT 检查，显示右侧胸腔巨大占位及胸腔积液，血管重建可见肿块内异常体循环血供（图 1-16）。

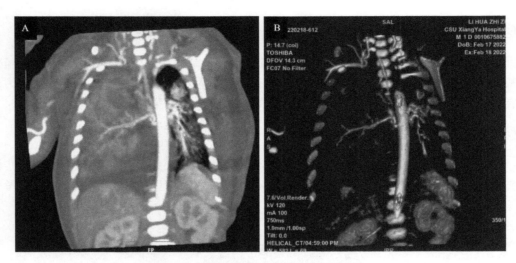

图 1-16　患儿胸部 CT 及血管三维重建

予以吸痰保持呼吸道通畅、面罩吸氧、预防感染、肠内营养、补液维持水电解质平衡、右侧胸腔穿刺引流等对症支持治疗，患儿呼吸困难症状明显改善。右侧胸腔引流量约 100 mL/d，持续引流，胸腔积液外观呈油性、深黄色，Rivalta 试验阳性，乳糜试验阴性。出生 1 周后，通过胃肠禁食及肠外营养，患儿胸腔积液性状有明显改善，由油性外观转为清亮，但积液量仍未见明显减少。于出生后 12 天行右侧开胸探查，术中见胸腔大量淡黄色积液，右肺三叶发育良好，胸腔可见一暗红色、包膜完整的隔离肺叶，有明显的蒂（图 1-17），起源于后纵隔、奇静脉下方约 1 cm 处，手术结扎蒂部，完整切除隔离肺叶，术后病理学检查示切除肺组织标本符合隔离肺表现（图 1-18）。留置胸腔引流管，术后第 1 天引流约 30 mL 淡红色液体，次日无明显引流液，复查胸部 X 线片提示患儿胸腔肺复张良好，无明显积液。恢复肠内营养，右侧胸腔仍无明显积液引流，顺利拔出胸腔引流管出院。

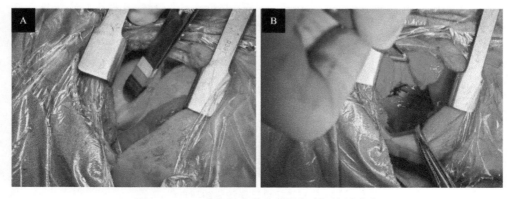

图 1-17　A. 术中隔离肺；B 隔离肺切除后改变

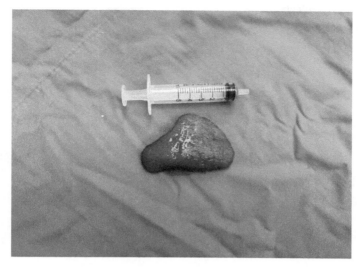

图 1-18　切除术后的隔离肺大体标本

三、病例特点分析与讨论

本案例中新生儿隔离肺（pulmonary sequestration，PS）诊断明确，胸腔积液原因不明。胸腔穿刺液 Rivalta 试验阳性，性质为淡黄色清亮液体，考虑是巨大叶外型隔离肺影响体循环静脉回流所致的渗出液。文献检索收集了 1980—2022 年间隔离肺合并胸腔积液的案例，发现这些病例均以儿童或中青年人为主，并且胸腔积液均呈血性。

隔离肺可分为叶内型隔离肺（intralobar pulmonary sequestration，ILS）和叶外型隔离肺（extralobar pulmonary sequestration，ELS），其中 ILS 占 75%，而 ELS 仅占 25%。ELS 与 ILS 的主要区别在于与正常肺叶是否有共同的脏层胸膜，并且两种类型 PS 的血供和血液回流也有不同。80% ELS 的血供来源于体循环（胸主动脉或腹主动脉），约 15% 通过其他体循环动脉供血，5% 通过肺动脉供血。80% ILS 的静脉引流进入肺静脉系统，95% ELS 的静脉回流进入体循环（即奇静脉、半奇静脉或下腔静脉）。本例患儿通过术前检查及术中情况，明确血供来源于胸主动脉，静脉回流入奇静脉系统。PS 的不同静脉回流对临床转归具有一定影响，赵秀花等 2016 年回顾性分析了 64 例 PS 患者，发现 34 例肺静脉回流患儿产前检查无异常，而 30 例体静脉回流的胎儿有 6 例伴随并发症，包括肺动脉瓣发育不良 1 例、Ebstein 畸形 1 例、心包积液 1 例、先天性膈疝 1 例、胸腔积液 2 例。他们认为体静脉回流的 PS 合并症较多。本例患儿产前和产后存在严重的持续性胸腔积液，切除 PS 后，胸腔积液量明显减少，考虑该患儿持续存在的胸腔积液可能与 PS 的体循环静脉回流通路以及巨大 PS 对体循环静脉回流的压迫有关。

ELS 患者常需要手术切除病变肺、安全结扎异常动静脉。对无任何症状患者而言，可暂不行手术。于产前超声扫描发现者，大多数也可在产后根据病情进行治疗，但出现羊水异常增多时，需进行产前治疗。目前，ELS 患儿手术方式以病变肺切除术为主，或者使用弹簧线圈及明胶海绵颗粒介入栓塞治疗。据文献报道，较传统开放手术，胸腔镜手术能减少术中出血量、减轻术后疼痛、缩短平均住院时间及降低术后并发症发生率等。因此当同时具备开放手术及胸腔镜手术的指征时，应首选胸腔镜手术。但对于新生儿来说，因为其胸腔空间的限制，胸腔镜手术常常难以实施，本例患儿出生后出现明显的呼吸困难、三凹征，并伴有严重持续性胸腔积液。考虑到患儿 PS 体积较大，胸腔内行胸腔镜操作空间太小，本例采用了传统的开放手术，患儿术后恢复顺利，随访 2 个月无并发症，生长发育正常。

四、知识点总结与教学应用

(一)隔离肺

详见本章第二节知识点总结与教学应用部分。

(二)胸腔积液

1. 胸腔积液的鉴别诊断

胸腔积液可分为渗出液和漏出液,目前常用鉴别标准是 Light 标准。渗出液诊断标准如下。

(1)积液中总蛋白与血清总蛋白浓度的比值>0.5。

(2)积液中乳酸脱氢酶(LDH)与血清 LDH 浓度比值>0.6。

(3)积液中 LDH 大于血清 LDH 正常值上限的 2/3。

只要满足三个条件中任意一个,可诊断为渗出液,三个条件均不满足为漏出液。

2. 胸腔积液查因

临床上经常遇到胸腔积液患者,有的是单侧胸腔积液,有的是双侧胸腔积液,有的是多浆膜腔积液。引起胸腔积液的原因有很多,为明确积液的原因,首先应了解积液的性质。胸腔积液可通过穿刺化验初步判断积液性质是漏出液还是渗出液,不同性质的胸腔积液原因不同,常见产生渗出液和漏出液的原因见表1-2。

表1-2 产生渗出液和漏出液的原因

病因	渗出液	漏出液
常见原因	• 类肿瘤性胸腔积液:肺癌所致反应性胸膜炎、气道阻塞或肺不张、放射性胸膜炎 • 腹部疾病:胰腺炎、胆囊炎、肝或脾脓肿、食管静脉曲张硬化治疗后食管穿孔 • 心脏或心包损伤:心肌梗死后(冠状动脉旁路术、心脏手术或心脏消融术后)、肺动脉狭窄 • 妇科:卵巢过度刺激、Meige 综合征、子宫内膜异位症、产后并发症 • 结缔组织病:类风湿关节炎、系统性红斑狼疮、嗜酸性粒细胞增多症、肉芽肿性多血管炎 • 反应性:肺炎引起的反应性胸膜炎 • 血胸 • 良性石棉性胸腔积液 • 肺栓塞	• 肾性疾病:肾病综合征、肾小球肾炎 • 腹膜透析 • 甲状腺功能减退 • 二尖瓣狭窄 • 上腔静脉阻塞 • 肺不张 • 肺动脉高压/肺栓塞 • 缩窄性心包炎
非常见原因	• 感染:肺炎旁胸腔积液(由细菌、病毒、真菌、寄生虫等引起)、脓胸 • 胸膜转移性肿瘤(肺癌、乳腺癌、淋巴瘤、骨髓瘤、卵巢癌、胰腺癌、胆管癌等)、间皮瘤、淋巴瘤 • 结核性胸膜炎	• 充血性心力衰竭 • 肝硬化 • 低白蛋白血症
少见原因	• 药物:胺碘酮、白细胞介素-2、甲氨蝶呤、氯氮平、苯妥英、β 受体阻滞剂等 • 淋巴管疾病:淋巴管平滑肌瘤病 • 胆固醇积液(常见于肺结核、类风湿胸腔积液和其他慢性胸腔积液) • 淋巴浆细胞淋巴瘤 • 结节病 • 其他:尿毒症、溺水、淀粉样变性、电烧伤、医源性因素、黄甲综合征等	• 尿胸 • Meige 综合征 • 中心静脉导管的血管外迁移 • 结节病 • 陷闭肺 • 脑脊液漏或脑室-胸膜分流

临床上对于胸腔积液,通过临床症状、结合病史和胸腔积液化验结果,基本上可以明确病因诊断。胸腔积液诊断的中国专家共识指出,对于不明原因的胸腔积液,样本检测未能明确病因的患者,推荐行胸膜活检,首选 CT 或超声引导下胸膜活检因其准确性更高。经胸腔积液实验室检测和(或)胸膜活检未能明确病因者,建议行胸腔镜检查。

胸腔积液查因的流程如图 1-19 所示。

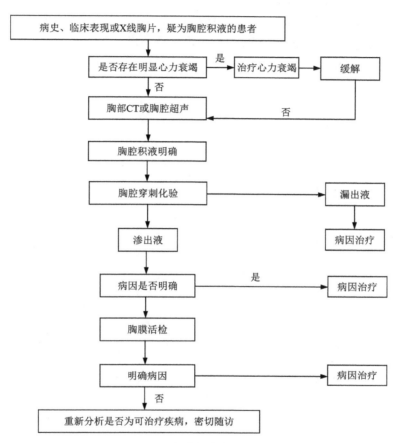

图 1-19 胸腔积液查因流程图

3. 胸腔穿刺术

胸腔穿刺术是用于胸腔积液取样和引流治疗的重要手段。

胸腔穿刺的适应证:①诊断性穿刺,用以确定积液的性质;②穿刺抽液或抽气,减轻对肺的压迫,或抽吸脓液治疗脓胸;③胸腔内注射药物或进行人工气胸治疗。

胸腔穿刺的禁忌证:①相对禁忌,出血性疾病及体质衰弱、病情危重,难以耐受操作者应慎用;②绝对禁忌,原则上无绝对禁忌。

胸腔穿刺点选择:常选择肩胛下角线 7~9 肋间或者腋后线 7~8 肋间(坐位),腋中线 6~7 肋间或腋前线 5~6 肋间(半卧位);包裹性积液可结合超声定位穿刺;胸腔穿刺抽气常选择锁骨中线第 2 肋间或腋中线 4~5 肋间。

胸腔积液穿刺量:诊断性穿刺抽液量 50~100 mL。穿刺抽液减压,首次不超过 600 mL,以后每次不超过 1000 mL。

胸膜反应表现、机制及处理:胸膜反应式胸腔穿刺中遇到的相对危重的并发症,患者可表现为在穿刺过程中出现头晕、面色苍白、出汗、心悸、胸部压迫感或剧痛、昏厥等。胸膜发生原因包括:患者自身过度的紧张、操作者操作不熟练、胸膜麻醉深度不够等,其主要机制是在穿刺刺激时引起的迷走神经功能亢进。对发生胸膜反应的患者，应立即终止操作，吸氧，并皮下注射 0.1% 肾上腺素 0.3~0.5 mL。

（三）案例在临床教学中的应用

本案例可结合本章第二节，用于隔离肺知识点的学习。此外，可作为胸腔积液查因的引导案例，通过案例的学习掌握胸腔积液鉴别诊断、胸腔积液查因流程及胸腔穿刺术相关的知识点。

思政教育：具体问题具体分析，不能一概而论。隔离肺本不是急诊或限期手术，无症状的隔离肺可以定期复查，当不排除隔离肺继发的病情时，应采取果断的手术治疗。新生儿各系统发育不完善，代偿能力差，对于先天性畸形可能引起的临床表现，应及早干预；若先天性畸形未引起明显不适，应尽量保守观察，到合适的年龄再处理。

（四）案例思考与拓展

（1）思考：该新生儿是否能进行介入封堵治疗？
（2）思考：隔离肺的发病原因是什么？
（3）思考：小儿胸腔手术，是否需要单肺通气？如何实现单肺通气？
（4）拓展：双腔气管插管的原理？

声明：

本案例已被发表在《中国胸心血管外科临床杂志》。周宇轩，林航，张春芳，等. 新生儿巨大叶外型隔离肺伴持续性胸腔积液一例. 中国胸心血管外科临床杂志，2024，31（4）：631-633.

参考文献

［1］Guenot C, Dubrit K, Lepigeon K, et al. Effect of maternal betamethasone on hydrops fetalis caused by extralobar pulmonary sequestration: a case report［J］. J Obstet Gynaecol, 2019, 39(1): 120-122.

［2］SAVIĆ B, BIRTEL F J, KNOCHE R, et al. Pulmonary sequestration［J］. Ergeb Inn Med Kinderheilkd, 1979, 43: 57-92.

［3］余克驰，魏明发. 小儿叶外型隔离肺报告一例［J］. 中华小儿外科杂志，2012（11）：879.

［4］ADAMS N C, VICTORIA T, OLIVER E R, et al. Fetal ultrasound and magnetic resonance imaging: a primer on how to interpret prenatal lung lesions［J］. Pediatr Radiol, 2020, 50(13): 1839-1854.

［5］LABERGE J M, PULIGANDLA P, FLAGEOLE H. Asymptomatic congenital lung malformations［J］. Semin Pediatr Surg, 2005, 14: 16-33.

［6］ADZICK N S, FLAKE A W, CROMBLEHOLME T M. Management of congenital lung lesions［J］. Semin Pediatr Surg, 2003, 12: 10-16.

［7］ALSUMRAIN M, RYU J H. Pulmonary sequestration in adults: a retrospective review of resected and unresected cases［J］. BMC Pulm Med. 2018, 18(1): 97.

［8］张树伟. 叶外型肺隔离症自发破裂出血 1 例［J］. 解放军医学杂志，1980（6）：328-385.

［9］王晓黎，谢定雄. 叶外型肺隔离症自发破裂出血一例［J］. 兰州医学院学报，2003（1）：7.

［10］熊燃，郭建峰，许瑞彬，等. 儿童叶外型肺隔离症合并血胸一例［J］. 中国全科医学，2013，16（36）：3624-3625，3629.

［11］苏小芬，邢秋云，孙江洁，等. 以血性胸腔积液为主要表现的右侧叶外型肺隔离症一例［J］. 中华结核和呼吸杂志，2014，37（2）：141-142.

［12］谢康，郭鑫，卢志威. 儿童肺隔离症合并血性胸腔积液 1 例［J］. 浙江医学，2021，43（8）：894-895.

［13］YANG L, YANG G. Extralobar pulmonary sequestration with acomplication of torsion: A case report and literature review［J］. Medicine (Baltimore), 2020, 99(29): e21104.

［14］CORBETT H J, HUMPHREY G M. Pulmonary sequestration［J］. Paediatr Respir Rev, 2004, 5(1): 59-68.

［15］赵秀花，谢红宁，彭软，等. 胎儿肺隔离症静脉回流方式对预后影响的研究［J］. 中华超声影像学杂志，2016，25（2）：131-135.

［16］BROWN S C, DE LAAT M, PROESMANS M, et al. Treatment strategies for pulmonary sequestration in childhood:

resection, embolization, observation? [J]. Acta Crdiol, 2012, 67(6): 629-634.

[17] VAN LEEUWEN K, TEITELBAUM D H, HIRSCHL R B, etal. Prenatal diagnosis of congenital cystic adenomatoid mal-formation and its postnatal presentation, surgical indications, and natural history[J]. J Pediatr Surg 1999; 34: 794-798.

[18] 杨培金，郭新会，刘士超，魏磊. 经动脉栓塞治疗新生儿肺隔离症 16 例[J]. 介入放射学杂志，2013，22(12)：1042-1045.

[19] LEE K H, SUNG K B, YOON H K, et al. Transcatheter arterial embolization of pulmonary sequestration in neonates: long-term follow-up results[J]. JVasc Interv Radiol. 2003; 14(3): 363-367.

[20] 张浩亮，侯智亮，赵松，等. 胸腔镜在叶内型肺隔离症手术治疗中的应用. 中国老年学杂志，2016，36(3)：674-675.

[21] LIU C W, PU Q, MA L, et al. Video-assisted thoracic surgery for pulmonary sequestration compared with posterolateral thoracotomy[J]. J Thorac Cardiovasc Surg, 2013, 146(3): 557-556.

[22] 中华医学会呼吸病学分会胸膜与纵隔疾病学组（筹）. 胸腔积液诊断的中国专家共识[J]. 中华结核和呼吸杂志，2022，45(11)：1080-1096.

[23] 陈翔，吴静. 湘雅临床技能培训课程(第2版)(高等学校"十三五"医学规划教材)[M]，高等教育出版社，2019 年.

（程远大，周燕武，张春芳）

第四节　肺癌并低钾血症1例

一、病例摘要

案例报道1例反复低血钾患者，积极补钾治疗难以纠正。胸部CT检查发现右上肺结节，临床诊断肺癌可能。术前检查综合分析排除异位ACTH综合征可能。手术切除后，病理证实为右上肺腺癌，手术后患者低钾得到纠正，低钾考虑副瘤综合征。

二、诊疗过程

患者，74岁，男，因反复双下肢麻木半年就诊当地医院，既往有高血压、糖尿病病史，其父亲因肺癌病逝。入院后，完善相关检查，实验室检查提示低血钾（2.8 mmo/L），临床诊断为低钾性麻痹。治疗上予以补钾治疗，患者症状好转。停止补钾后，患者再次出现双下肢麻木症状，为求进一步诊治，2021年7月就诊于中南大学湘雅医院。

入院后完善相关检查，三大常规基本正常，电解质检查 K^+ 2.6 mmo/L；24尿香草扁桃酸（VMA）（HPLC法）32.9 μmol/day（参考值10.0~30.0 μmd/day）；24 h尿17羟皮质类固醇-OH+尿17-酮类固醇测定-KS为17-酮类固醇76.0 μmol/day，17-羟皮质类固醇43.1 μmol/day；醛固酮355 pg/mL（卧位，参考值30~236 pg/mL），362 pg/mL（立位，参考值30~353 pg/mL）；肾素124.2 uIU/mL（卧位，参考值2.8~39.9 uIU/mL），121.5 uIU/mL（立位，参考值4.4~46.1 uIU/mL）。皮质醇和促肾上腺皮质激素（Adrenocorticotropic hormone，ACTH）正常，但在进行1 mg地塞米松午夜抑制试验时，皮质醇和ACTH均被抑制（表1-3）。胸部CT提示右上肺结节，LU-RADS 4C类，考虑周围型肺癌可能（图1-20）。肾上腺CT未见明显异常（图1-21）；PET-CT结果显示：右肺上叶后段斜裂上结节灶，糖代谢稍增高，延迟显像糖代谢进一步增高，周围型肺癌可能性大。左侧腮腺深叶软组织密度结节灶，糖代谢异常增高：混合瘤？头颅MRI（图1-22）：1)深部脑白质高信号（可能血管源性），Fazekas 2级。脑室旁白质高信号（可能血管源性），Fazekas 2级。脑萎缩。2)空泡蝶鞍。患者入院诊断：1) 右上肺结节，周围型肺癌？2)低钾血症（原因不明）；3)高血压；4)糖尿病。经过相关科室会诊评估，患者反复低钾，临床考虑副瘤综合征可能。在积极纠正低钾血症后，于2021年8月行胸腔镜下右上肺癌根治手术。术后病理显示：右上肺中分化腺癌，腺泡型腺癌（60%），乳头型腺癌（40%）。患者术后第一天醛固酮49.6 pg/mL，肾素10.45 uIU/mL，钾3.38 mmol/L均升到正常水平。患者术后恢复顺利，双下肢麻木情况消失，未行补钾治疗，术后一个月复查醛固酮52.3 pg/mL、肾素8.95 uIU/mL、钾3.98 mmol/L均正常。

表1-3　1 mg 地塞米午夜松抑制试验

	8：00	16：00	午夜抑制试验
皮质醇(ug/dl)	18.44(4.26~24.85)	4.49	1.56
ACTH	27.37(7~63.4)pg/mL	3.45 pmol/L	0.48 pmol/L

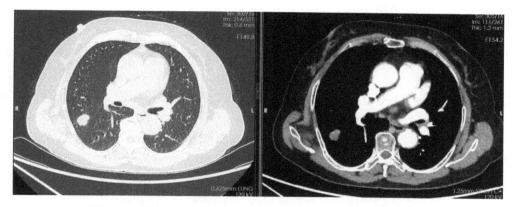

图 1-20 胸部 CT 提示右上肺后段实性结节，可见分叶和毛刺征

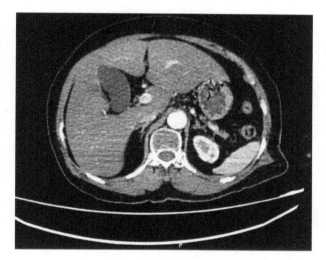

图 1-21 肾上腺 CT 未发现占位性病变

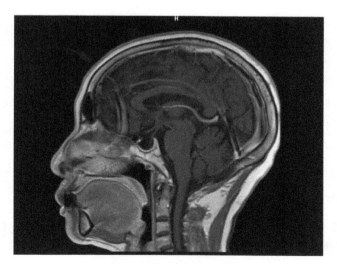

图 1-22 头部 MRI 未见垂体瘤

三、病例特点分析与讨论

低钾血症常常合并代谢性碱中毒和高血压等一系列库欣综合征（Cushing 综合征）的表现。库欣综合征根据病因分为 ACTH 依赖和非 ACTH 依赖两种类型。ACTH 依赖性库欣综合征因下丘脑-垂体或垂体以外的某些肿瘤组织分泌过量 ACTH 或促肾上腺皮质激素释放激素（corticotropin releasing hormone, CRH），引起肾上腺皮质增生并分泌过量糖皮质激素。包括垂体性库欣综合征（即库欣病）、异位 ACTH 综合征和异位 CRH 综合征。异位 ACTH 综合征是指垂体以外的肿瘤组织分泌过量的 ACTH 或 ACTH 类似物，刺激肾上腺皮质增生，分泌过量糖皮质激素、盐皮质激素及性激素，并引起全身症状。部分恶性肿瘤具有分泌功能，常合并异位 ACTH 综合征，尤其是小细胞肺癌（约占 50%），其次是胸腺肿瘤等。

早在 1958 年和 1960 年，低钾血症就被认识到和恶性肿瘤有关，这一发现分别由 Kovack 和 Kyle 报道。1966 年 Hamra 报道了 1 例肺癌患者合并低钾血症、碱中毒、糖尿病的案例，但病理结果未明确具体的病理类型。2009 年 Izzedine 报道了 1 例 69 岁男性非小细胞肺癌 NCSLC 患者，病理分期为 p_T4N0M1，出现了不明原因低钾血症、代谢性碱中毒和高血压，通过系列检查，排除了垂体瘤和肾上腺肿瘤，临床考虑与 NSCLC 有关。

本例患者特点：患者低钾血症，合并高血压，实验室检查提示肾素和醛固酮升高，但 ACTH 正常，小剂量地塞米松试验阳性。影像学检查排除垂体肿瘤，肾上腺肿瘤，结合实验室检查，不考虑皮质醇增多症和异位 ACHT 综合征。患者诊断为低血钾查因：继发性肾素-醛固酮增多症，原因待查。通过外科手术切除病灶后，肾素-醛固酮水平回到正常，钾离子水平回到正常，临床症状缓解等，也证实了肾素、醛固酮增多是肺癌引起的副瘤综合征。患者最终诊断为：右上肺腺癌，合并异源性肾素增多症。

但本例患者的最后的病理类型是肺腺癌，而对于肺腺癌合并副瘤综合征，尤其是异源性肾素增多症，在进行文献查阅后，尚未见报道。既往报道较多的是小细胞肺癌合并异位 ACTH 综合征，引起的低血钾等表现。

四、知识点总结与教学应用

（一）低血钾（hypokalemia）查因

血清钾离子浓度正常值范围是 3.5~5.5 mmol/L，当血清钾离子浓度低于 3.5 mmol/L 时，称为低血钾。钾离子是机体重要的电解质离子，对于维持正常的生理和代谢起关键作用。低钾会影响机体细胞的电生理活动，进而可能导致神经系统和运动系统出现障碍。低钾不仅会导致精力和体力下降，而且耐热能力也会降低，使人感到倦怠无力。严重缺钾时，可导致人体内酸碱平衡失调、代谢紊乱、心律失常、全身肌肉无力、懒动。钾离子在人体内的代谢特点是，多吃多排，少吃少排，不吃也排。因此，低血钾的原因有很多，主要包括两方面，一方面是摄入不足，另一方面是排出增多。我们从尿钾的含量的多少，可以分析出是摄入不足还是排出增多。

低钾是库欣综合征的表现之一，对于低钾患者，尤其是顽固性低钾患者同时需要检测肾素和醛固酮水平，根据肾素和醛固酮水平进一步鉴别可能的临床诊断。低钾血症诊疗思维流程详见图 1-23。

（二）副瘤综合征（paraneoplastic syndromes，PNS）

副瘤综合征是指由肿瘤的产物（包括异位激素的产生）异常的免疫反应（包括交叉免疫、自身免疫和免疫复合物沉着等）或其他不明原因，引起内分泌、神经、消化、造血、骨关节、肾脏及皮肤等系统发生病变，出现相应的临床表现。这些表现不是由原发肿瘤或转移灶所在部位直接引起的而是通过上述途径间接引起的，故称为副瘤综合征。

肺癌常见的副瘤综合征包括：骨关节病综合征（杵状指、骨关节痛、骨膜增生等）、Cushing 综合征、Lambert-Eaton 综合征、男性乳腺增大、多发性肌肉神经痛等。

（三）库欣综合征（Cushing syndrome）

库欣综合征（Cushing 综合征），又称皮质醇增多症，是由肾上腺皮质分泌过度的糖皮质激素引起的一种临床综合征，常见于 20~45 岁之间，女性发病率高于男性。

主要病因是下丘脑-垂体-肾上腺（HPA）轴调控失常，肾上腺皮质分泌过量的糖皮质激素，导致一系列表现。

常见临床表现：向心性肥胖，满月脸、紫纹、多血质外貌，高血压、糖代谢异常、肌肉骨骼异常、性功能改变以及造血系统的改变等。在一些极少数情况下，患者可能会有电解质和酸碱平衡紊乱等情况出现。该病患者可能出现的并发症包括感染、心血管疾病、骨质疏松、代谢综合征及精神障碍。

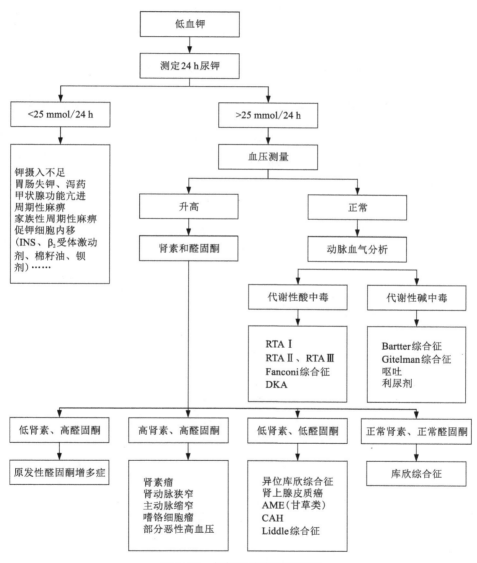

图 1-23 低钾血症查因流程图

（四）案例在临床教学中的应用

本案例可用于低血钾查因的临床教学引导案例。通过本案例的学习可以掌握如下知识点。

（1）通过该案例学习掌握低血钾查因的流程。

（2）掌握副瘤综合征的概念及肺癌常见的副瘤综合征。

（3）学习库欣综合征相关的知识。

（4）通过该案例，可以复习电解质紊乱和补液相关方面的知识。

（五）案例思考与拓展

（1）思考：副瘤综合征和类癌综合征的区别有什么？

（2）陈孝平，汪建平，赵继宗. 外科学. 9 版，北京：人民卫生出版社，2018.

参考文献

[1]KOVACK R D, KYLE L H. Cushing's Syndrome and Bronchogenic Carcinoma[J]. Amer. J. Med, 1958, 24：981.

[2]BAGSHAWE, K. D. Hypokalamia, Carcinoma and Cushing's Syndrome. Lancet, 1960, 2：284.

[3]HAMRA L K. Bronchogenic carcinoma with hypokalaemic alkalosis and diabetes insipidus[J]. Med J Aust, 1966, 2(18)：852-854.

[4]IZZEDINE H, BESSE B, LAZARETH A, et al. Hypokalemia, metabolic alkalosis, and hypertension in a lung cancer patient[J]. Kidney Int, 2009, 76(1)：115-120.

[5]ZHANG H Y, ZHAO J. Ectopic Cushing syndrome in small cell lung cancer：A case report and literature review[J]. Thorac Cancer, 2017, 8(2)：114-117.

[6]陈孝平，汪建平，赵继宗. 外科学[M]. 9 版，北京：人民卫生出版社，2018.

[7]陈钢. 肺癌合并副瘤综合征[J]. 中国肺癌杂志，2014(9)：706-708.

（庄炜，周源）

第五节　多原发肺磨玻璃结节长期随访与干预 1 例

一、病例摘要

本案例报道 1 例双肺多发磨玻璃结节患者，追踪随访 10 年。患者接受了外科手术，切除主病灶，病理证实为腺癌。其余磨玻璃结节，随访过程中表现稳定，案例充分验证了磨玻璃型肺腺癌是一种惰性的肺癌，但又具有异质性。

二、诊疗过程

患者，65 岁，女，体检发现双肺多发结节 10 年，既往无特殊病史，姐姐因肺癌过世。患者自 2011 年体检发现双肺多发磨玻璃结节，左上肺尖后段（LS_{1+2}）结节 1 大小约 1.04 cm，位于 LS_{1+2a} 亚段胸膜下，CT 值 -601.2 Hu；结节 2 大小约 5 mm，位于 LS_{1+2b} 亚段，两个结节均呈磨玻璃样改变。右上肺结节 1，位于 RS_2，大小约 9 mm，CT 值 -507.9 Hu。患者未接受特殊治疗，坚持每年复查，左上肺尖后段胸膜下结节较前进展，实性成分增多（图 1-24），左上肺另一磨玻璃结节（图 1-25）和右上肺磨玻璃结节无明显变

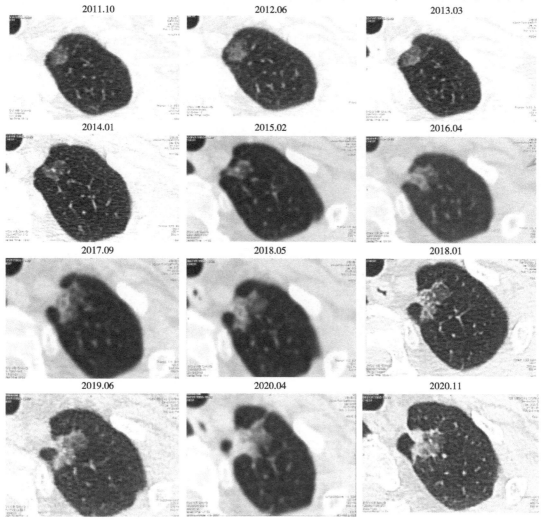

图 1-24　左上肺磨玻璃结节 1，从 2011 年到 2020 年间的变化

化（图 1-26）。2020 年复查胸部 CT 提示：左上肺结节 1，大小约 1.80 cm，CT 值-256.0 Hu；结节 2 变化不明显；右上肺 RS_2 结节，大小约 1.0 cm，CT 值-505.3 Hu。完善术前肺结节三维重建定位（图 1-27），患者于 2020 年在全麻胸腔镜下行胸腔镜左上肺固有段切除+淋巴结清扫（图 1-28）。三维术后病理结果：左上肺中分化浸润性腺癌，第 4、5、7、10、11、12 组淋巴结均未见转移。

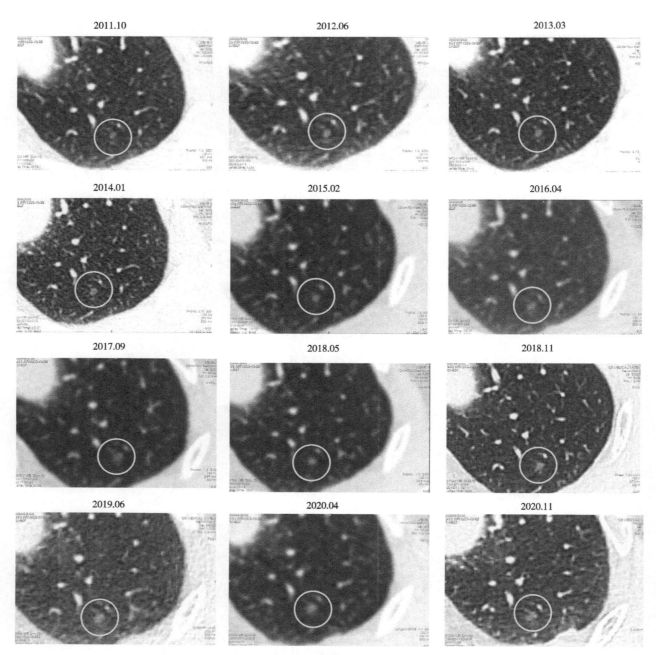

图 1-25　左上肺尖后段结节 2，从 2011 年到 2020 年变化不明显

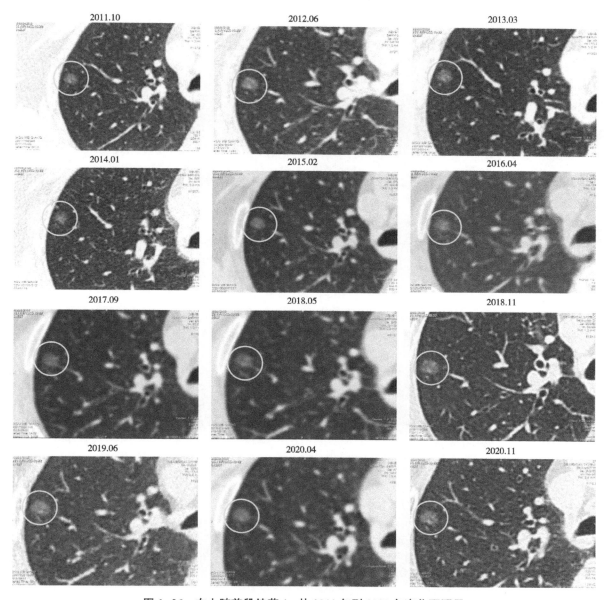

图 1-26 右上肺前段结节 1，从 2011 年到 2020 年变化不明显

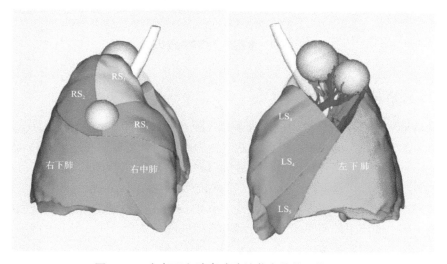

图 1-27 患者双上肺磨玻璃结节术前的三维重建

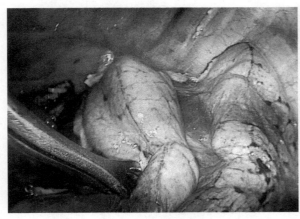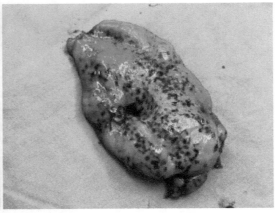

图 1-28　术中照片及切除标本

患者术后恢复顺利，术后 4 天出院。切除标本基因检测结果提示：*EGFR* 21 L858R（+），术后 ctDNA 阳性（图 1-29）。患者术后定期复查，目前右上肺结节稳定，相关检查未见明显复发和转移迹象。

基因	碱基改变	氨基酸改变	功能区域	突变频率/拷贝数 200045598（组织/肺）2021-01-11	突变频率/拷贝数 200045603（组织/肺CA2）2021-01-11
RBM10	c.1865c [3>2]	p.Q623R fs*146	EX15	13.0%	ND
HGF	c.814 T>C	p.Y272H	EX7	10.0%	ND
EGFR	c.2573 T>G	p.L858R	EX21	9.6%	ND
TSC2	c.4045 G>A	p.A1349T	EX34	9.1%	ND
GALNT12	c.514 A>G	p.I172V	EX2	7.8%	ND
TP53	c.818 G>A	p.R273H	EX8	6.1%	ND
KRAS	c.35 G>T	p.612V	EX2	ND	5.9%

检测范围/基因组指标	检测结果及意义
体细胞变异：13个基因的全部编码区，5个基因的内含子或融合断点区域或启动子区域，280个基因的部分外显子区	检出1个变异
基因组指标：术后血ctDNA	阳性

Ⅱ 循环肿瘤DNA检测结果

基因	变异	变异频率 2021-04-20
TP53	c.818G>A（p.R273H）	0.1%

注：

1. 上表仅列出重要功能性变异（仅体细胞变异）
2. 突变频率指等位基因检测过程中，发现该位点突变型占野生型和突变型总和的比例。例如，突变频率10%表示该位点10%为突变型和90%为野生型。

图 1-29　术后分子病理检测结果

三、病例特点分析与讨论

肺癌是目前发病率和死亡率均居第一的恶性肿瘤，随着疾病谱的变化，肺癌的病理类型仍以非小细胞肺癌为主，但具体亚型由原来的鳞癌、男性多见演变为腺癌、女性多见。近 10 年，磨玻璃型肺癌逐渐被发现和认识，这是一类生长速度较慢的惰性肺腺癌。对于磨玻璃结节的临床处理，目前虽有共识和指南，但在临床工作中，仍然表现为不同医疗中心、不同接诊医生之间存在很大的差异。

本病例双肺多发磨玻璃结节，主要病灶有三个，分别位于左上肺和右上肺，在随访过程中，左上肺尖后段的结节较前进展，进行了外科手术干预，术后病理证实为腺癌，同一肺段的另一个磨玻璃结节予以同期切除，因结节较小未扪及病变和送检。术后病理同时做了基因检测，结果显示 *EGFR* 突变阳性，

21 号外显子 L858R 突变，同时合并 *KRAS* 突变，ctDNA 检测结果阳性。*KARS* 突变这一结果也提示患者以后对 EGFR-TKI 治疗效果不佳，ctDNA 阳性需要定期追踪，警惕剩余磨玻璃结节进展可能。目前对于多原发肺癌，主病灶切除术是否对次要病灶有影响，尚无定论，仍需要进一步研究。

该病例特点：这是一例超长随访的多发肺磨玻璃结节的案例，随访时间达 10 年，具有完整的胸部影像 CT 资料。通过本案例，可以对磨玻璃结节有更加全面的认识。本案例诠释了肺磨玻璃结节是一种惰性的肺癌，进展较慢，同时也说明多原发肺癌之间的异质性。对于多原发肺癌的处理，仍需要有更多的临床研究。

四、知识点总结与教学应用

（一）肺结节的概念及分类

1. 肺结节的概念

肺结节是影像学概念，指影像学上直径≤3 cm 的局灶性、类圆形、密度增高的肺部阴影，当病灶>3 cm 时称为肿块。

2. 肺结节的分类

1）按照结节数目分类：分为单发及多发（图 1-30）。

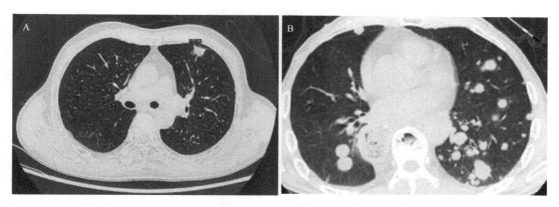

图 1-30　A 图为单发结节，B 图为双肺多发结节

2）按照结节大小分类：微小结节<5 mm；小结节 5~10 mm；结节 1~3 cm。

5 mm 以下肺结节几乎均是良性病变，随着结节的增大，恶性概率增加，大于 2 cm 结节，恶性概率达 20%。肺结节大小与恶性概率之间的关系见表 1-4。

表 1-4　肺结节大小与恶性概率的关系

结节直径/mm	≤3	4-7	8-20	>20
恶性概率/%	0.2	0.9	18	20

3）按照结节密度分类（图 1-31），图 1-31 中 GGN 为磨玻璃结节。
4）按照 LU-RADS 分类（表 1-5）。

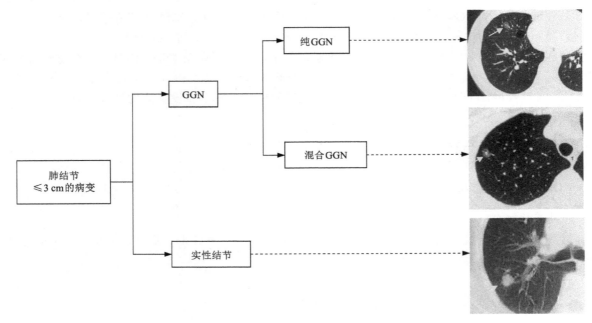

图 1-31　肺结节按密度分类

表 1-5　肺结节 LU-RADS 分级及临床意义

LU-RADS 分级		临床意义	指导价值
1 类		确定为良性结节	无须治疗
2 类		表现为良性(恶性可能性<1%)	
3 类		未定性结节	定期随访
4 类	4A	可疑恶性,恶性风险低	定期随访,必要时手术
	4B	原位癌或微浸润可能	密切随访,必要时手术
	4C	恶性可能性大	手术干预
5 类		CT 强烈提示恶性结节可能	
6 类		组织学证实为恶性的结节	肺癌标准治疗

(二)肺的解剖分段

根据支气管的分支和走行,把不同的肺叶进一步细分成不同的肺段,其中,左肺共 8 个肺段,右肺 10 个肺段,具体分段如图 1-32 所示。

1. 左上肺分为 4 个段

尖后段(LS_{1+2}),前段(LS_3),上舌段(LS_4),下舌段(LS_5)。

2. 左下肺分为 4 个段

背段(LS_6),内前基底段(LS_{7+8}),外基底段(LS_9),后基底段(LS_{10})。

3. 右上肺分为 3 个段

尖段(RS_1),后段(RS_2),前段(RS_3)。

4. 右中肺分为 2 个段

外侧段（RS$_4$），内侧段（RS$_5$）。

5. 右下肺分为 5 个段

背段（RS$_6$），内基底段（RS$_7$），前基底段（RS$_8$），外基底段（RS$_9$），后基底段（RS$_{10}$）。

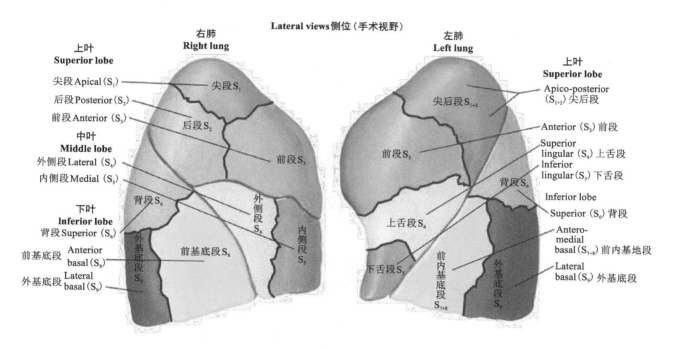

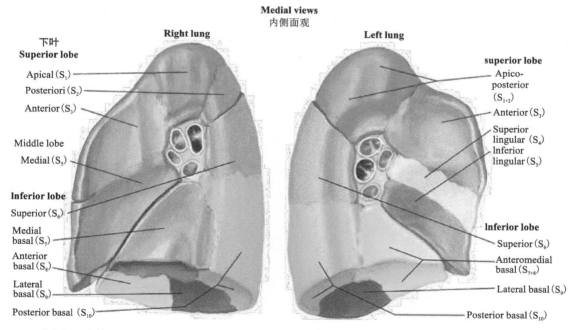

图 1-32　肺段解剖示意图，引自 Frank H. Netter. Atlas of Human Anatomy. Elsevier，1st Novermber 2018（第 7 版）

（三）解剖型肺段切除

解剖型肺段切除是以支气管为核心，分别离断靶段支气管、动脉和段内静脉，保留段间静脉的解剖型精准肺段切除（图1-33）。肺段切除可以精准切除位于靶段内的病灶，又可以保留更多正常的肺功能，目前主要是应用于2 cm以内的早期肺癌。

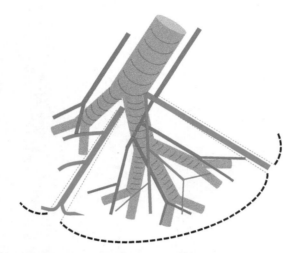

图1-33　显示一个肺段的解剖单元，红色为肺静脉，蓝色为肺动脉

（四）案例在临床教学中的应用

本案例可作为肺癌教学的引导案例。从该案例中可以全面讲述肺癌的流行病学、临床表现、影像学特点、发病机制及治疗原则等。尤其是目前磨玻璃型早期肺癌这一类，可以对此进行前沿知识方面的延伸和拓展。

（1）通过该案例学习掌握肺结节概念与分类。

（2）了解三维重建的临床意义。

（3）掌握肺的解剖。

（4）了解肺段切除的适应证。

（五）案例思考与拓展

（1）思考：肺磨玻璃结节如何定位？

（2）肺腺癌的最新分类（详见肺肿瘤案例二）。

（3）肺结节的LU-RASD分级（附件2，参考文献2）。

（4）单孔胸腔镜肺亚段联合切除手术视频。

（扫码查看患者的三维重建）

（扫码观看手术视频）

附件 2.

LU-RADS / Canadian Association of Radiologists Journal 65 (2014) 121—134

Table 1
LU-RADS summary (for use in screen detected nodules in patients at high risk for lung cancer)

	Examples	Comments
1. No nodule		Return to regular screening; risk of malignancy related to interval cancer, cancer not detectable by CT, and nodules present but not identified
2. Benign nodule	Nodules < 5 mm; perifissural opacities; benign calcification hamartoma Core biopsy benign; solid stable for 2 y; subsolid stable for 5 y, round atelectasis	Safe to return to annual screening; risk of malignant diagnosis before next screen very low; no benefit for earlier follow up
3. Indeterminate; requires serial LDCT	**Small:** 5-9—mm nonenlarging nodule with <2 y (solid) or <5 y stability (subsolid)	Follow up as per schedule (Fleischner or screening-specific guidelines; note, some suggest following up new nodules more closely than baseline nodules)
	Large: baseline or new nodule ≥ 10 mm with any possibility of transient inflammatory process, eg, new or baseline subsolid nodules ≥10 mm, or eg, inflammatory clinical or CT features (rapid development, multifocal, satellite nodules, air bronchogram, or ground-glass border)	Follow up in 6-12 wk to exclude transient inflammatory process; no improvement is worrisome (reclassify into category 4)
4. Suspicious	**4A. Low risk of malignancy:** solid nodule (≥10 mm) with benign features but CT not definitive for category 2: eg. well-defined roughly spherical nodule likely hamartoma or granuloma	Review all possibly relevant prior imaging; needs workup; at minimum, follow-up at 3 mo; refer; other possibilities: core biopsy, PET (negative PET is reassuring in this category; value of positive PET dependent on rate of granulomatous disease)
	4B. Likely in situ or minimally invasive adenocarcinoma: nonresolving subsolid opacity ≥ 10 mm (with solid component ≤ 5 mm)	Risk of preinvasive or minimally invasive disease high; refer; surgical biopsy and/or resection vs annual screen if stable; PET and biopsy are not routinely recommended (high false negatives)
	4C. Likely malignant	Risk of malignancy very high in high-risk screening population
	1. Worrisome persistence; nonresolving part solid nodule ≥ 10 mm (solid portion > 5 mm)	Refer
	2. Worrisome change; malignant growth rate in solid nodule or portion	Benefit of PET is in staging not diagnosis
	3. Worrisome baseline; lobulated or spiculated entirely solid nodule ≥10 mm with no inflammatory CT or clinical features, no ground-glass border	Negative PET, bronchoscopy, or biopsy is discordant and should prompt multidisciplinary review
5. Malignant by CT	Invasion of chest wall or mediastinum.	As per 4C
6. Tissue malignant	Eg, positive FNA, core, bronchoscopy, or surgical resection	False-positive results possible but very rare with FNA: assuming that the patient remains a treatment candidate and no regular CT for disease surveillance, continued screening is recommended

CT = computed tomography; FNA = fine needle aspiration; LDCT = low dose CT; LU-RADS, Lung-Reporting and Data System; PET = positron emission tomography.

声明：
图 1-32 的肺段解剖示意图，引自 *Atlas of Human Anatomy*（第 7 版）第 207 页。

参考文献

［1］FRANK H，NETTER M D. Atlas of Human Anatomy［M］. 7th ed.

［2］MANOS D，SEELY J M，TAYLOR J，et al. The Lung Reporting and Data System（LU-RADS）：a proposal for computed tomography screening［J］. Can Assoc Radiol J，2014，65（2）：121-134.

（程远大，艾金，段朝军）

第六节 立体定向放疗治疗后原发病灶旁新发快速进展磨玻璃型肺腺癌 1 例

一、病例摘要

本节提供 1 例接受立体定向放疗(stereotactic body radiation therapy,SBRT)治疗的磨玻璃型肺癌的成功案例,但随访中发现邻近 SBRT 治疗靶区的肺组织内,新发 1 例磨玻璃结节。该结节进展迅速,经手术切除证实为肺腺癌,但分子病理结果及基因检测未见明显高危因素和相关驱动基因。新发磨玻璃结节是否与既往接受过 SBRT 治疗有关,值得进一步研究。本案例提示,SBRT 治疗后的随访复查,应警惕靶区及邻近肺组织内新发快速进展性肺癌的发生。

二、诊疗过程

患者,男,49 岁,因"左上肺腺癌行 SBRT 治疗后 4 年 9 个月,发现左上肺磨玻璃结节(ground-glass nodule,GGN)3 年余"再次就诊。

患者于 2018 年 10 月体检发现左上肺尖后段混合 GGN,大小约 1.8 cm×1.3 cm(图 1-34 A),计算机断层扫描(computed tomography,CT)引导下肺结节穿刺活检,病理诊断为"腺癌"。患者拒绝手术,要求行 SBRT 治疗,于 2018 年 12 月 10 日至 12 月 19 日期间行 SBRT 治疗(剂量,60 gy/8f),后 CT 复查提示病灶逐渐缩小并呈纤维化条索状改变(图 1-34 B~F)。

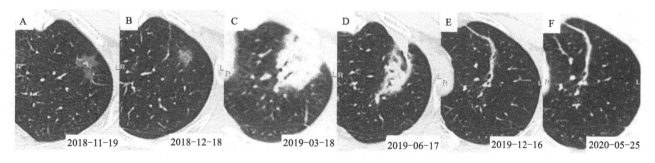

| 2018-11-19 | 2018-12-18 | 2019-03-18 | 2019-06-17 | 2019-12-16 | 2020-05-25 |

图 1-34 左上肺尖后段结节 SBRT 治疗前后及随访 CT 影像改变

图 1-34A:SBRT 治疗前原发病灶,左上肺尖段 GGN 改变,大小约为 1.8 cm×1.3 cm。

图 1-34B~F:SBRT 治疗后,不同时间段 CT 影像学改变,病变先缩小,局部呈放射性肺炎改变,然后逐渐出现纤维条索状改变。

2020-05-25 CT 复查提示左上肺尖后段新发 GGN,大小约 3 mm,邻近原 SBRT 治疗靶区,2023-04-17 CT 示结节较前明显增大,呈高密度 GGN 改变,大小约为 9 mm(图 1-35)。患者于 2023-06-26 接受胸腔镜下左上肺叶切除+淋巴结清扫(4/5/7/10/11 组)。术后病理结果:腺癌,贴壁型为主,神经、脉管均未见侵犯。基因检测结果:未见 Ⅰ/Ⅱ 类基因突变;原 SBRT 治疗病灶部位呈纤维组织增生,未见癌细胞。免疫组化：甲状腺转录因子-1（thyroid transcription factor-1，TTF-1）（+），天冬氨酸蛋白酶A（novel aspartic proteinase A，Napsin A）（+），Ki67（6%+），P53（野生型），癌胚抗原（carcinoembryonic antigen，CEA）（-），程序性死亡配体-1（programmed cell death ligand-1，PD-L1）（E1L3N）（tumor proportion score，TPS评分<1%）。患者术后顺利出院，目前随访恢复良好。该病例报道已获患者及家属知情同意。

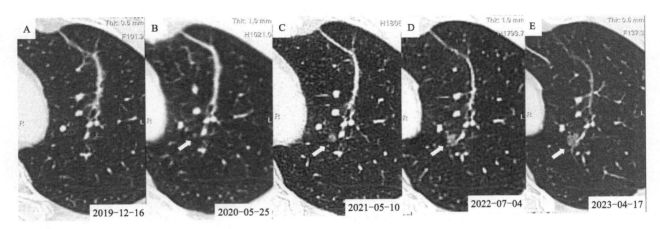

图1-35　左上肺原SBRT治疗靶区附近新发GGN及随访CT影像变化

图1-35A：2019年12月16日胸部CT复查原SBRT治疗区域呈条索状改变，邻近区域未见新发结节。

图1-35B~E：2020年5月25日胸CT复查，原SBRT治疗区域邻近区域新发微小结节（白色箭头处），大小约3 mm，呈GGN改变，后定期复查，该结节逐渐增大；2021年5月10日复查大小约6 mm；2022年7月4日复查大小约7 mm；2023年4月17日复查大小约9 mm。

三、病例特点分析与讨论

对拒绝手术治疗或者身体无法耐受手术治疗的早期肺癌患者，SBRT或射频消融（radiofrequency ablation，RFA）是可选择的局部治疗手段。多篇文献指出，对于可手术的早期NSCLC患者，SBRT的总体生存率低于手术治疗，但癌症特异性生存率无统计学差异。同时，SBRT对于原发肿瘤的控制率在80%至90%以上，且对于身体基础情况不佳、难以耐受手术的患者中，严重毒性的比率也相当低。目前，SBRT可作为拒绝手术或无法耐受手术治疗的早期NSCLC患者的首选疗法。本例患者左上肺原发病灶经过SBRT治疗后，效果良好，近5年随访未见明显局部复发迹象，且术后病理证实原发病灶呈纤维化改变，未见癌细胞，达到病理上的治愈状态。

但在本案例中，左上肺新发GGN值得关注。对于稳定增长的亚实性结节而言，纯磨玻璃结节（pure ground-glass nodule，pGGN）的进展较缓慢。一项回顾性分析指出，pGGN中位体积倍增的时间为769天，在增大的pGGN中，91.7%的患者pGGN体积倍增时间超过400天。临床中大多数GGN进展缓慢，表现出"惰性"，但在本案例中，患者新发现的pGGN进展较快，表现出浸润性快速生长的趋势，且利用Schwartz公式，我们可计算出本例中GGN体积倍增时间约为116.7天，这与临床上发现的大部分GGN不同。基于该结节进展较快，与原SBRT治疗靶区较近，不排除肺内转移可能，手术选择了肺叶切除，并进行了淋巴结清扫。患者术后病理结果显示，神经、脉管未见侵犯，Ki67表达并不高（6%），PD-L1表达阴性，淋巴结未见转移，基因检测未见有临床意义的癌症相关驱动基因突变。因此，本例中的GGN进展迅速的原因不清。Kim等的研究表明，肺腺癌的实性成分占比与经气道播散（spread through air spaces，STAS）具有独立相关性，而在pGGN组中无STAS现象。本例中患者新发GGN，无明显实性成分，且病理结果显示无淋巴结转移和 STAS。综上，该患者新发 GGN 型肺癌无目前已知的分子病理上的高危因素，其快速生长的原因值得深入研究。研究表明，SBRT 可在治疗区域内调节肿瘤微环境，诱导肿瘤细胞产生新突变和新的融合基因，进而产生新的特异性抗原，提高肿瘤免疫原性，但文献同时指出，高剂量的射线同时会带来不良反应，如原发部位淋巴细胞减少、局部和循环中髓系来源的抑制细胞以及调节性 T 细胞增加，从而抑制肿瘤对免疫治疗的反应。不同剂量的 SBRT 治疗对组织内免疫微环境产生了不同的影响，不同的免疫微环境也为新发肿瘤的发生提供了可能。本案例中，新发 GGN 型肺腺癌，与原 SBRT 治疗的病灶距离较近，毗邻 SBRT 治疗的靶区范围，其发生和发展是否与 SBRT 治疗带来的射线辐射致癌相关，也需要有大样本的临床研究来进行进一步分析。

综上，从本案例可见，SBRT 治疗早期 NSCLC 能够达到病理上长期治愈的可能，而对于 SBRT 治疗后的追踪复查，应警惕靶区及邻近的肺组织新发快速进展性肺癌的发生。

四、知识点总结与教学应用

(一)立体定向放疗

1. SBRT 概念

SBRT 指应用专用设备对体部(颅外)肿瘤进行准确定位和照射的治疗方法，放疗总剂量在保障充分保护正常组织的前提下在数天内完成。

2. SBRT 在早期肺癌中的适应证

1)不可手术的早期 NSCLC：高龄、严重内科疾病、$T_{1-2}N_0M_0$ 期。

2)可手术但拒绝手术的早期 NSCLC。

3)不能行或拒绝接受病理诊断的临床早期肺癌，在满足下列条件的情况下，可考虑进行 SBRT 治疗：①明确的影像学诊断病灶在长期随访(>2 年)过程中进行性增大，或磨玻璃影的密度增高、比例增大，或伴有血管穿行及边缘毛刺样改变等恶性特征；至少两种影像检查(如胸部增强+1~3 mm 薄层 CT 和全身 PET 或 CT)提示恶性；②经肺癌 MDT(Multidisciplinary Team，多学科会诊)讨论确定；③患者及家属充分知情同意。

4)相对适应证：①$T_3N_0M_0$；②同时性多原发 NSCLC。

3. SBRT 不良反应有哪些？

早期肺癌 SBRT 治疗常见的不良反应包括：放射性肺损伤(最常见)、放射性食管炎、放射性心脏损伤、臂丛神经损伤、气管支气管损伤、胸壁疼痛和肋骨骨折等。

(二)案例在临床教学中的应用

本案例可用于肺癌，尤其是可作为早期肺癌治疗相关知识的引导案例。通过本案例可以引申出早期肺癌的概念和局部治疗手段(手术、SBRT、射频消融)，对于肿瘤放疗科医生，可重点介绍 SBRT 相关知识。

思政教育：通过本案例的学习，可以从辩证法的角度对学生或年轻医师进行思政教育。任何一种治疗方法都存在利弊，一个肿瘤治愈的尽头，可能是另一个肿瘤的开始。从一个新的角度和视野看肿瘤。

(三)案例思考与拓展

(1)思考：本案例中新发的 GGN 是否可以继续选择用 SBRT 进行治疗？

(2)早期肺癌局部治疗(手术，SBRT，射频消融)之间的比较。

要 3)早期肺癌 SBRT 不良事件的管理要。

声明：

本案例已发表在《中国肺癌杂志》。王思聪，李林峰，程远大. 立体定向放疗后原发病灶旁新发快速进展磨玻璃型肺腺癌 1 例. 中国肺癌杂志，2023，26(12)：957-960.

参考文献

[1]中华医学会肿瘤学分会，中华医学会杂志社. 中华医学会肿瘤学分会肺癌临床诊疗指南(2021 版)[J]. 中华肿瘤杂志，2021，43(6)：31.

[2]BERZENJI, LAWEK, SCHIL V, et al. Surgery or stereotatic body radiotherapy for early-stage lung cancer：two sides of the same coin? European Respiratory Journal, 2019, 53(6).

[3]ROESCH J, ANDRATSCHKE N, GUCKENBERGER M. SBRT in operableearly stage lung cancer patients[J]. Transl Lung Cancer Res, 2014, 3(4)：212-224.

[4]武强彬，高万朋，朱家旺，等. 立体定向放疗与手术治疗早期 NSCLC 临床疗效 meta 分析[J]，中国肺癌杂志，2020，23(12)：7.

[5]TIMMERMAN R D, HERMAN J, CHO L C. Emergence of stereotactic body radiation therapy and its impact on current and future clinical practice[J]. Journal of Clinical Oncology, 2014, 32(26)：2847-2854.

[6]TANDBERG D J, TONG B C, ACKERSON B G, et al. Surgery versus stereotactic body radiation therapy for stage I non-small cell lung cancer：A comprehensive review[J]. Cancer, 2018, 124(4)：667-678.

[7]CHANG B, HWANG J H, CHOI Y H, et al. Natural History of Pure Ground-Glass Opacity Lung Nodules Detected by Low-DoseCT Scan[J]. Chest, 2013, 143(1)：172-178.

[8]SCHWARTZ M. A Biomathematical Appraach to Clinical Tumor Growth[J]. Cancer, 1961, 14(6)：1272-1294.

[9]KIM S K, KIM T J, CHUNG M J, et al. Lung Adenocarcinoma：CT Features Associated with Spread through Air Spaces. RadiologicalSociety of North America, 2018, 289(3)：831-840.

[10]ZHOU P, CHEN D, ZHU B, et al. Stereotactic Body Radiotherapy Is Effective in Modifying the Tumor Genome and Tumor Immune Microenvironment in Non-Small Cell Lung Cancer or Lung Metastatic Carcinoma[J]. Frontiers in Immunology, 2021, 11.

[11]MILJANIC M, MONTALVO S, ALIRU M, et al. The Evolving Interplay of SBRT and the Immune System, along with Future Directions in the Field[J]. Cancers, 2022.

[12]BARSOUMIAN H B, RAMAPRIYAN R, YOUNES A I, et al. Low-dose radiation treatment enhances systemic antitumor immune responses by overcoming the inhibitory stroma. Journal for ImmunoTherapy of Cancer, 2020, 8(2)：e000537.

[13]中华医学会放射肿瘤治疗学分会，中国抗癌协会肿瘤放射治疗学专业委员会，中国医师协会放射治疗医师分会. 早期非小细胞肺癌立体定向放疗中国专家共识(2019 版)[J]. 中华肿瘤杂志，2020，42(7)：522-530.

（程远大，李林峰，李曦哲）

第七节 实性肺腺癌射频消融后完全病理缓解 1 例

一、病例摘要

本案例报道了一例中年男性早期实性肺腺癌患者,接受射频消融 1 个月后,再进行外科手术切除,术后病理证实,原肺癌病灶区域均为凝固性坏死组织,无癌细胞残留,病理上达到了完全病理缓解。该案例也提示高质量的射频消融能够在病理上对早期肺癌进行治疗,但远期疗效仍值得探索。

二、诊疗过程

患者,男,50 岁,胸部 CT(图 1-36A)检查发现左下肺结节 1 年就诊。既往体健。为明确诊断和进一步治疗,患者于 2023 年 4 月要求于 CT 引导下行穿刺活检以明确病理性质,并要求无论结节病理性质如何,均同步行射频消融治疗(图 1-36C)。穿刺活检病理结果提示为肺腺癌(图 1-37)。

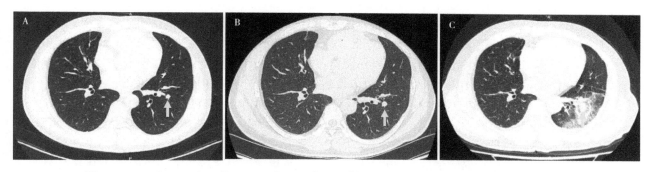

图 1-36　A 为 2022 年 5 月 CT;B 为 2023 年 4 月射频消融前 CT;C 为射频消融后 CT 改变

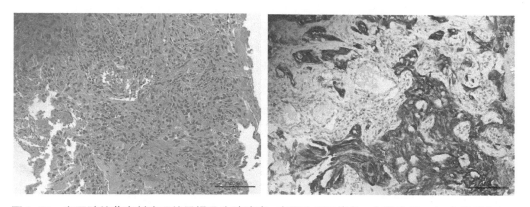

图 1-37　左下肺结节穿刺病理结果提示为肺腺癌,左图为 HE 染色,右图为 Napsin 免疫组化(+)

为求根治性治疗,患者于 2023 年 5 月选择了微创胸腔镜左下肺癌根治手术,手术切除左下肺叶,清扫肺门和纵隔淋巴结。术后病理结果:左下肺病变区域内见大量凝固性坏死(图 1-38),未见癌细胞残留,肺门和纵隔淋巴结均未见癌转移。

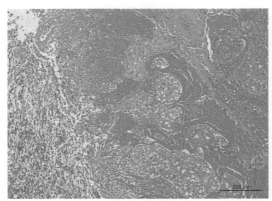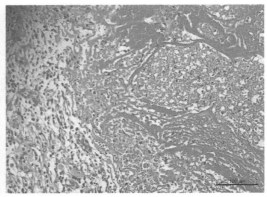

图 1-38　左下肺腺癌射频消融后病理改变

三、病例特点分析与讨论

本病例是一例实性早期肺腺癌，经 CT 引导下穿刺活检病理明确诊断。该结节从 2022 年发现至 2023 年进行干预处理，结节大小无明显进展，相对稳定。在病理上，实性肺腺癌一般为浸润性肺腺癌，而磨玻璃型肺腺癌病理亚型上均有可能，包括癌前病变、原位癌、微浸润腺癌或浸润腺癌等，一般磨玻璃型肺腺癌进展相对缓慢。对于浸润性肺腺癌来说，一般肿瘤倍增时间约为 180 天（约半年）；对于纯磨玻璃结节来说，肿瘤体积倍增时间约 1832 天；实性成分小于 5 mm 的结节，倍增时间为 1228 天；实性成分大于 5 mm，倍增时间约 759 天（2 年多）。因此指南要求对于实性肺结节的临床随访要求满 2 年，连续追踪 2 年实性结节无明显进展者，其恶性概率大大降低。但通过本案例可见，实性肺腺癌部分也呈惰性改变，临床上对相对稳定的可疑肺实性结节，仍不能放松警惕。此外，对于体积较小的肺实性结节，体积发生倍增时，其直径变化相对不明显，在影像学评估时难以发现，常需要通过不同角度去测量和对比。因此，对于实性肺结节的随访，复查 CT 时一般推荐用薄层 CT 平扫增强+三维成像对结节进行全面的评估。

临床上对于早期肺癌的治疗方式，首选根治性外科手术。而对于无法耐受手术或拒绝手术的患者，立体定向放疗或热消融是优选的局部治疗手段，因此接受了立体定向放疗或射频消融后再次选择手术治疗的案例较少。热消融包括射频消融、微波消融、冷冻消融和激光消融等方式，目前对于肺部结节的热消融以射频消融和微波消融治疗为主。对于射频消融治疗早期肺癌的远期疗效一直存在争议。既往报道，射频消融有 80%~90% 的完全消融率，在直径小于 3 厘米的肿瘤中可以获得最佳效果。射频消融后 NSCLC 最高的 1 年、3 年和 5 年总生存率分别为 97.7%、72.9% 和 55.7%。

本案例中患者在接受射频消融 1 个月后，进行了外科根治性手术，病理上证实原肺癌病灶内无癌细胞残留，从组织学上支持了射频消融的短期疗效。既往曾有小样本报道，对于肺转移瘤射频消融可以取得很好的组织学上的治疗效果。但射频消融的治疗效果容易受到多种因素的影响，包括手术者的技术水平、射频参数的设置、结节的大小及恶性程度等。此外，射频消融在初次定位失败后，因为肺内出血容易导致再次定位时的脱靶现象，进而导致消融失败或效果欠佳。

四、知识点总结与教学应用

（一）射频消融

1. 什么是射频消融？

射频消融（radiofrequency ablation，RFA）是肿瘤热消融的一种类型，是第一种被应用于肺癌的消融技术，主要依靠具有消融和切割功能的射频治疗仪，治疗机理主要为热效应。当射频电流流经人体组织时，电磁场的快速变化使组织内带极性的水分子高速运动，产生热量（即内生热效应），致使细胞内外水分蒸发、干燥、固缩脱落以致出现无菌性坏死，从而达到治疗的目的。

三种消融方法的比较见表1-6。

表1-6　热消融方法的比较

项目	RFA	MWA	AHC
原理	电流	电磁场	氩气
温度	60~100℃	60~150℃	<0℃
消融区大小	3 cm	6 cm	小于前两者
探头	单个探头：直式或可扩展式	单个或多个探头，直探头或带环的探头	单个或多个探头(2~3个)
优点	(1)可广泛使用并得到验证 (2)肺部高度敏感	(1)无热沉现象 (2)消融区大	(1)适用于大血管附近或肺门周围的病变 (2)疼痛更轻
缺点	(1)不建议靠近大血管或肺门 (2)干扰心脏的传导系统	(1)可能会导致更高的并发症发生率 (2)与RFA相比，其优越性尚未得到证实	(1)可能引起更多的肺部出血 (2)操作难度增加
适合的患者	(1)外周肿瘤<3 cm (2)没有安装起搏器	(1)外周或中央的肿瘤 (2)病变可>3 cm (3)可以用于安装心脏起搏器患者	(1)外周或中央病变可>3 cm (2)无出血危险因素

RFA：射频消融；MWA：微波消融；AHC：氩氦刀冷冻消融

摘自洪子强，金大成，白向豆，等. 热消融治疗肺癌的研究进展[J]. 中国胸心血管外科临床杂志，2024，31(1)：166-172.

2. 热消融的适应证

热消融的适应证(表1-7)分为治愈性消融适应证和姑息性消融适应证。

表1-7　肺癌热消融的适应证

适应证	证据等级
治愈性消融的适应证	
原发性周围型肺癌	
患者因心肺功能差或高龄不能耐受手术切除	2
拒绝行手术切除	2
其他局部治疗复发后的单发病灶	2
多发性和同步性NSCLC患者(经活检或肺癌病史证实)	2
肺部转移瘤	
若原发病能够得到有效治疗,可进行肺转移瘤的消融治疗	2
单侧肺病灶数目≤3个(双侧肺≤5个),多发转移瘤的最大直径≤3 cm,单侧单发	2
转移瘤的最大直径≤5 cm且无其他部位的转移	姑息性消融的适应证
肿瘤最大直径>5 cm或单侧肺病灶数目>3个(双侧肺>5个)	3
肿瘤侵犯肋骨或脊柱椎体引起的难治性疼痛,可对肿瘤局部骨侵犯处进行消融	3

NSCLC：非小细胞肺癌

摘自洪子强，金大成，白向豆，等. 热消融治疗肺癌的研究进展[J]. 中国胸心血管外科临床杂志，2024，31(1)：166-172.

治愈性消融适应证为：①有手术或 SBRT 禁忌证的Ⅰa 期 NSCLC 患者；②NSCLC 局部复发，不能手术切除；③多发性和同步性 NSCLC 患者(经活检或肺癌病史证实)，适合进行消融治疗；④原发病能够得到有效治疗，可进行肺转移瘤的消融治疗；⑤单侧肺病灶数目≤3 个(双侧肺≤5 个)，多发转移瘤的最大直径≤3 cm，单侧单发转移瘤的最大直径≤5 cm 且无其他部位的转移。

姑息性消融适应证为：①肿瘤最大直径>5 cm 或单侧肺病灶数目>3 个(双侧肺>5 个)；②肿瘤侵犯肋骨或脊柱椎体引起的难治性疼痛，对肿瘤局部骨侵犯处进行消融，即可达到止痛效果。

(二)案例在临床教学中的应用

本案例可用于肺癌相关知识的引导学习，尤其是早期肺癌的治疗，联合本章第四节(早期肺癌外科手术)和第五节(早期肺癌立体定向放疗)的案例，可以更好地阐述和说明早期肺癌的三种局部治疗手段的不同，从而可以让学生更加深刻地理解不同治疗方式的原理和适应证等。

思政教育：遵照指南和规范行医，时刻要警惕，患者可能也会看指南。该患者在射频消融治疗前是具有手术指征的，在对患者进行射频消融治疗前，应充分对患者进行病情告知。目前对于早期肺癌，射频消融治疗还没有循证医学证据能表明能够取得和手术一样的远期疗效。

(三)案例思考与拓展

(1)思考：该患者磨玻璃结节和实性结节射频消融的效果是否不同？

(2)思考：CT 引导下射频消融和支气管镜消融的区别与适应证分别是什么？

(3)思考：早期肺癌是否可以选择先消融后期如果复发再手术的治疗模式？

参考文献

[1]洪子强，金大成，白向豆，等. 热消融治疗肺癌的研究进展[J]. 中国胸心血管外科临床杂志，2024，31(1)：166-172.

[2]刘宝东，叶欣，范卫君，等. 影像引导射频消融治疗肺部肿瘤专家共识(2018 年版)[J]. 中国肺癌杂志，2018，21(2)：76-88，86.

[3]SONG Y S, PARK C M, PARK S J, et al. Volume and mass doubling times of persistent pulmonary subsolid nodules detected in patients without known malignancy[J]. Radiology, 2014, 273(1)：276-284.

[4]DE BAERE T, TSELIKAS L, CATENA V, et al. Percutaneous thermal ablation of primary lung cancer[J]. Diagn Interv Imaging, 2016, 97(10)：1019-1024.

[5]JASKOLKA J D, KACHURA J R, HWANG D M, et al. Pathologic assessment of radiofrequency ablation of pulmonary metastases[J]. J Vasc Interv Radiol, 2010, 21(11)：1689-1696.

(程远大，李曦哲，张春芳)

第八节　BHD 综合征 1 例

一、病例摘要

本案例报道了 1 例反复气胸发作的患者。影像学提示双肺多发肺大泡，通过患者家族病史追询及完全外显子基因测序，确诊该患者为罕见的 Birt-Hogg-Dubé 综合征（BHD 综合征）。

二、诊疗过程

患者，男，26 岁，因右侧反复自发性气胸 2 次就诊。胸部 CT 检查提示右侧气胸，右侧可见肺大泡（图 1-39A）。追问病史，患者父亲和爷爷均有气胸发作病史（图 1-40），其爷爷因肾脏疾病过世，肺部 CT 信息无法获取，父亲胸部 CT 提示双肺肺大泡（图 1-39B、C）。体查发现，患者颈部和背部可见粟粒样丘疹（图 1-41）。

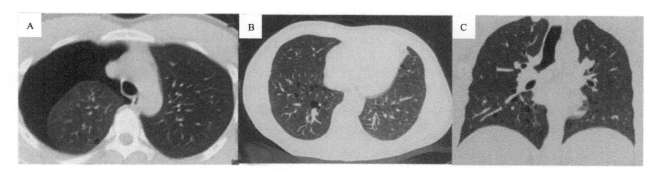

图 1-39　A：患者胸部 CT；B、C：患者父亲胸部 CT

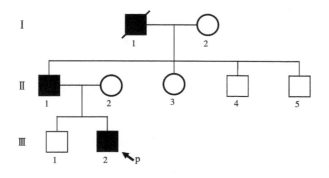

图 1-40　患者家系图（箭头所指为先证者）

患者于 2017 年行胸腔镜下部分肺大泡切除术，术后气胸治愈，随访至今，气胸未出现复发。

术后通过采集患者及其家系的外周血进行全外显子测序，发现患者和其父亲的 *FLCN* 基因第 7 号外显子的第 649 个核苷酸位点上的碱基 C 均被 T 取代（c.649C>T），这一突变是无义突变（图 1-42）。

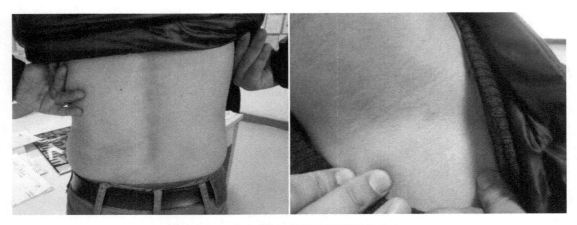

图 1-41　患者背部和颈部可见粟粒样丘疹

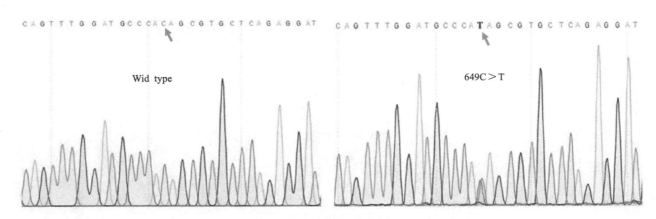

图 1-42　第 7 号外显子野生型和突变型测序结果对比

三、病例特点分析与讨论

患者反复发生气胸，胸部 CT 提示肺大泡。患者的父亲和爷爷均有气胸病史，其父亲的胸部 CT 也提示双肺均有多发肺大泡改变，符合遗传病的表现。通过文献复习，该患者的临床诊断指向 BHD 综合征。

BHD 综合征是一种常染色体显性遗传病，与皮肤病变(如纤维滤泡瘤和毛状肉瘤)、肺部病变(包括自发性气胸、肺囊肿)和肾癌等有关。本例中，患者的体格检查发现颈部和腰背部可见多发丘疹样改变，其爷爷虽然没有胸部 CT 信息，但其气胸和肾脏疾病的病史，均支持其可能是一位 BHD 综合征患者。

BHD 综合征作为遗传性疾病，最具有意义的诊断手段是 *FLCN* 基因检测。既往研究表明，第 17 号染色体的 *FLCN* 基因突变与 BHD 综合征的发生相关。目前报道的 *FLCN* 基因突变有 100 余种，几乎均发生在 11 号外显子上，但我们发现 BHD 综合征也存在第 8 外显子的缺失突变。本案例中，通过全外显子基因测序发现，患者和其父亲均出现了第 7 号外显子的第 649 个核苷酸位点上的碱基 C 均被 T 取代(c.649C>T)，这一突变虽是无义突变，但可能是 BHD 综合征的另一个基因相关的突变。

四、知识点总结与教学应用

(一)BHD 综合征相关知识

1. 什么是 BHD 综合征？

BDH 综合征是一种罕见的以肺部囊状改变、皮肤良性肿瘤及多种类型的肾脏肿瘤为特征的常染色体显性遗传病，第 17 号染色体的 *FLCN* 基因突变与 BHD 综合征的发生相关。1977 年加拿大医生 Birt、Hogg 和 Dubé 报道了 1 个以纤维毛囊瘤、毛盘瘤、软垂疣为特征的家系，故该遗传病被命名为 BHD 综合征。

2. BHD 综合征的临床表现

1)肺部表现：双肺多发的肺部囊性改变多见，可产生自发性气胸。BHD 综合征患者发生气胸的风险是无 BHD 综合征家族成员的 50 倍。

2)皮肤表现：主要表现为纤维毛囊瘤；可伴有毛盘瘤和软垂疣。纤维毛囊瘤为特异性表现，90% 的患者会出现纤维毛囊瘤。典型的皮肤损害出现在 30~40 岁，随着年龄的增大，皮肤损害增大且变多。

3)肾脏表现：BHD 综合征患者肾脏肿瘤的发生率为 34%，其中 50% 为混合性嗜酸性细胞瘤(嗜酸性细胞瘤和嫌色细胞瘤混合类型)。典型的肾脏肿瘤表现为双侧、多发，通常缓慢生长，偶尔也会出现转移。

4)少见其他症状：少数 BHD 综合征患者可能出现大肠癌、腮腺嗜酸细胞瘤、黑色素瘤、口腔丘疹及甲状腺癌等临床表现。

3. BHD 综合征的诊断？

1)主要标准：①5 个以上的纤维毛囊瘤或毛盘瘤，其中至少有 1 个经过病理证实，成年发病；②存在 *FLCN* 基因突变。

2)①多发肺部囊性改变：双侧病变位于肺脏，无其他明确病因；有或者无原发性自发性气胸病史；②肾脏肿瘤：早期发病(<50 岁)，双侧或者多发肾脏肿瘤，病理类型为混合性嗜酸性细胞瘤或嫌色细胞瘤；③1 级亲属确诊 BHD 综合征。

符合 1 条主要标准或 2 条次要标准即可诊断为 BHD 综合征。

(二)案例在临床教学中的应用

(1)知识点学习：本案例可以作为肺大泡、气胸的引导案例，通过学习本案例，掌握肺大泡、气胸等知识点。

(2)思政教育：通过本案例教育学生，在临床学习和工作中要善于发现和总结，同时引申出遗传病的发现和诊断，强调对少见病例和特殊病例要给予足够的重视，或许你就是一下个综合征的发现者。

(三)案例思考与拓展

(1)本案例中的患者能否确诊为 BHD 综合征？

(2)如何鉴别 BHD 综合征和淋巴管肌瘤病？

声明：

本案例内容部分已发表于 *BMC Medical Genet* 上。Hou X C, Zhou Y, Peng Y, et al. Birt-Hogg-Dubé syndrome in two Chinese families with mutations in the FLCN gene. BMC Med Genet, 2018, 19(1)：14.

参考文献

［1］Birt A R, Hogg G R, Dubé W J. Hereditary multiple fibrofolliculomaswith trichodiscomas and acrochordons［J］. Arch Dermatol, 1977, 113(12)：1674e7.

［2］Jensen D K, Villumsen A, Skytte A B, et al. Birt-Hogg-Dubé syndrome：a case report and a review of the literature［J］. Eur Clin Respir J, 2017, 4(1)：1292378.

［3］Xu K F, Feng R, Cui H, et al. Diffuse Cystic Lung Diseases：Diagnostic Considerations［J］. Semin Respir Crit Care Med, 2016, 37(3)：457-467.

［4］MacDuff A, Arnold A, Harvey J. et al. Management of spontaneous pneumothorax：British Thoracic Society Pleural Disease Guideline 2010［J］. Thorax, 2010, 65 Suppl2：ii18-31.

［5］Menko F H, vanSteensel M A, Giraud S, et al. Birt-Hogg-Dubé syndrome：diagnosis and management［J］. Lancet Oncol, 2009, 10(12)：1199-1206.

［6］Toro J R, Wei M H, Glenn G M, et al. BHD mutations, clinical and molecular genetic investigations of Birt-Hogg-Dubé syndrome：a new series of 50 families and a review of published reports［J］. J Med Genet, 2008, 45(6)：321-331.

［7］Toro J R, Pautler S E, Stewart L, et al. Lung cysts, spontaneous pneumothorax, and genetic associations in 89 families with Birt-Hogg-Dubé syndrome［J］. Am J Respir Crit Care Med, 2007, 175(10)：1044-1053.

［8］徐文帅，田欣伦，杨燕丽，等. Birt-Hogg-Dubé 综合征：一种遗传性的肺部囊性疾病［J］. 中华结核和呼吸杂志, 2019, 42(4)：284-286.

［9］Hou X, Zhou Y, Peng Y, et al. Birt-Hogg-Dubé syndrome in two Chinese families with mutations in the FLCN gene ［J］. BMC Med Genet, 2018, 19(1)：14.

（庄炜，周源）

第九节 肺内钢针异物取出 1 例

一、病例摘要

本节报道了一例中年女性，因自吞服缝纫机钢针，误吸进入右下肺支气管内，嵌顿并嵌入右下肺基底段，支气管镜下无法取出。胸腔镜下经肺实质成功取出异物。经文献检索，尚未见钢针吸入肺内的案例报道。

二、诊疗过程

患者，女，56 岁。因特殊原因，自吞服缝纫机钢针 24 小时于急诊就诊。患者无特殊不适，无咳嗽、咯血、呼吸困难，无恶心、呕吐、腹痛等不适。胸部 CT 及三维重建显示如图 1-43 所示，支气管异物为 4.5 cm 针样异物，位于右下肺外基底段基底亚段（RS9b）。右下肺内有长条形高密度影，结合病史，考虑异物，右下肺肺泡积血可能。

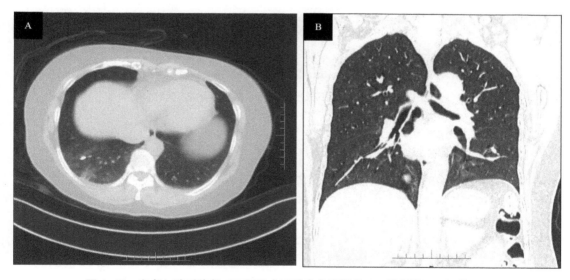

图 1-43 患者入院时胸部 CT 显示右下肺有条形异物（A. 横断面，B. 冠状面）

患者于急诊完善支气管镜检查，拟行支气管镜下异物取出术。支气管镜检查发现，右下肺外基底段支气管远端，可见异物的针尖端（图 1-44），钢针整体嵌入较深，因空间狭小，镜下无法取出。

经胸外科、呼吸科、影像科综合评估，并与患者及其监护人协商后，拟行胸腔镜下经肺异物取出术。胸腔镜下探查，胸腔内无积液，右下肺外基底段肺组织颜色偏深，考虑由肺内淤血引起。术中通过支气管镜灯光引导，使用卵圆钳进行钳夹定位，待卵圆钳固定住异物后，再从距离脏层胸膜最薄处（图 1-45A）打开肺组织，取出异物（图 1-45）。肺组织破损处，以切割缝合器楔形切除。患者术后恢复顺利，术后第 2 天出院。

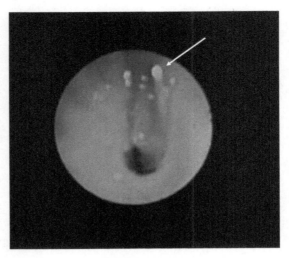

图 1-44　支气管镜下可见异物针尖端(箭头所指)

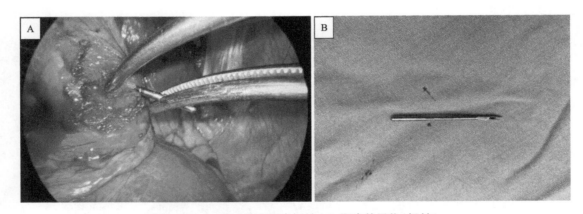

图 1-45　A.胸腔镜下取出钢针；B.取出的异物(钢针)

三、病例特点分析与讨论

该病例为一支气管异物的特殊病例，其特殊之处有三点：一是支气管异物常见于儿童，成人少见；二是支气管内异物多为食物，该患者的为金属异物——缝纫机钢针；三是该异物虽支气管镜下可见，但主体已进入外三分之一肺野的肺实质内。

该患者的因特殊原因自吞服缝纫机钢针，钢针未进入消化系统而进入了右下肺内。可能原因为，被患者吞下的钢针经过咽喉部位时，钢针随气流进入了气道，因右侧支气管与气管之间的成角较小，异物进入了右侧支气管。此外，患者在吞服异物时，钢针的钝性一端朝前，针尖一端在后，这也导致钢针顺利进入了支气管的远端，从而使内镜下取出异物变得困难。否则，钢针异物可能因为针尖段的嵌顿而停留在大的气道。

四、知识点总结与教学应用

(一)气管支气管异物

气管支气管异物(tracheobronchial foreign body, TFB)多见于儿童，成人发生气管支气管异物比较少见。成人气管支气管异物多发生于意识精神障碍、咽反射障碍、进食吞咽障碍或者有自杀倾向的患者。气管异物的种类多样，包括有机植物类、食物、骨头、金属、塑料等，其中以有机植物类多见。

气管支气管异物的临床表现：1)气管异物刚吸入，其症状与喉异物相似，以呛咳为主。活动性异物随气流移动，可引起阵发性咳嗽及呼吸困难，在呼气末期于气管处可听到异物冲击气管壁和声门下区的拍击声。当气管腔被异物所占或因声门下水肿而变得狭小，致呼吸道不完全堵塞时，患者会出现严重的呼吸困难并可引起喘鸣。随着时间延长，由于呼吸道分泌物以及其他原因(如堵塞物膨胀等)，呼吸道不完全堵塞可以发展至完全堵塞，患者表现为不能言语、极度痛苦面容及 V 字手形，同时伴有严重发绀，如未能排出异物，患者将发生昏迷甚至死亡。2)支气管异物早期症状与气管异物相似。由于不同种类异物可以出现不同症状。植物性异物，如花生米、豆类，对黏膜刺激较大，常出现高热、咳嗽、咳脓痰等急性支气管炎症状。若为金属异物，对局部刺激较小，如不发生阻塞，可存留在支气管中数月而无症状。以后，由异物嵌顿于支气管而造成不同程度阻塞而出现不同症状。

快速准确的诊断和有效的手术治疗有望降低并发症和死亡的发生率。其诊断主要依靠病史和胸部影像学检查，异物吸入史是诊断气管支气管异物的重要线索，也是患者能及早到医院就诊的直接原因。目前报道的气管异物手术取出方式主要是硬质支气管镜和纤维支气管镜。对于锐器类异物，如果远端嵌入肺内或进入肺内形成肺内异物，支气管镜下无法取出，胸腔镜微创经肺异物取出术是一个选择。

(二)案例在临床教学中的应用

(1)知识点学习：本案例可作为气管支气管异物或肺内异物知识点的引导案例。通过本案例的学习，引出气管支气管异物的高危患者群、临床表现、诊疗手段等。

(2)急救学习：通过本案例教育学生掌握海姆立克急救法，用于大气道急性梗阻的患者的急救。

(3)思政教育：该患者吞针时，是钝性端朝下，如果是针尖朝下，可能结局会不一样。钢针钝性一端朝下，钢针容易顺利进入，但取出困难；如果钢针针尖朝下，吞咽时可能极为不适，但钢针可能容易嵌顿在不同的地方，这样后续钢针更容易经内镜下取出。这也告诉我们一个道理，过程顺利的事情，不一定结局会好；结局美好的事情，往往开头可能很难。

(三)案例思考与拓展

(1)该患者的钢针如果进入消化道会怎样？

(2)该钢针如果不取，会有什么后果？

(3)儿童异物与成人异物的相同点和不同点有哪些？

参考文献

[1]吴顺，李琦，欧阳祖彬，等. 成人气管支气管异物的临床、CT 特征及与支气管镜的对照研究[J]. 中国 CT 和 MRI 杂志，2023，21(6)：72-74.

[2]宾翔，陈崚，刘静，等. 气管支气管异物 15 年病例回顾[J]. 中国耳鼻咽喉颅底外科杂志，2022，28(5)：63-68.

[3]薛刚，尚小领，林彦涛，等. 气管支气管异物 3018 例临床分析[J]. 中国耳鼻咽喉颅底外科杂志，2008，14(5)：372-374.

(张恒，周卧龙)

第十节 迁延不愈支气管残端瘘 1 例

一、病例摘要

本节报道了 1 例中年男性，由换瓣术后华法林服用过量导致肺内出血，手术切除中下肺后，发生支气管残端瘘。经过支气管镜下封堵术等多种治疗办法，残端瘘迁延未愈，长达 6 年之久。

二、诊疗过程

患者，男，55 岁。因反复咳嗽、咯血 2 年余，于 2018 年入院。既往 2011 年行主动脉瓣置换手术，术后长期服用华法林抗凝治疗。入院时胸部 CT 提示右侧胸腔占位，机化性血胸可能（图 1-46）。支气管镜提示右侧中下肺支气管腔内有少量血迹。

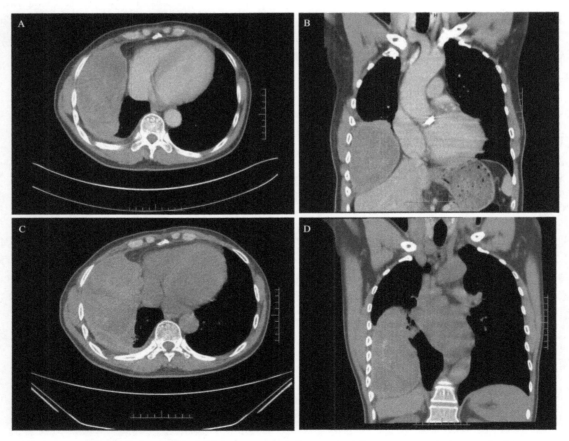

图 1-46 右侧胸腔占位，考虑机化性血胸（A、B. 患者 2016 年胸部 CT；C、D. 患者 2018 年胸部 CT）

患者于 2018 年 4 月 18 日行右侧开胸探查，术中探查右侧胸膜腔完全闭锁，右侧胸腔内有陈旧性积血并已发生机化,右中下肺不张,呈肺内出血改变。手术清除右侧胸腔内陈旧性积血,并切除中下肺。右上肺与胸膜腔粘连紧密,分离时极易出血和损伤肺组织,未行右上肺与胸壁的松解,手术彻底止血后,经试水残端无漏气,逐层关胸。

患者术后恢复顺利,出院后 3 天,患者出现反复咳嗽、咳痰,再次入院,支气管镜检查提示右侧支气管残端瘘,瘘口大小约 1.5 mm。治疗上予胸腔闭式引流,保持引流通畅,积极抗炎预防感染,加强营养等对症支持治疗,患者带管出院。2018 年 5 月复查胸部 CT 显示,右侧胸腔有包裹性空腔,右上肺后段有少许炎症(图 1-47)。

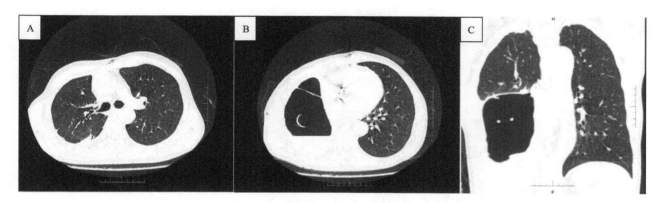

图 1-47　患者胸部术后 1 个月复查 CT
(A. 右上肺后段少许炎症;B. 水平位显示右中下肺切除术后空腔;C. 冠状面显示右中下肺术后空腔)

2018 年 9 月,患者胸腔引流管仍持续漏气,再次住院,支气管镜检查提示仍存在支气管残端瘘,予以自体血和生物蛋白胶等封堵瘘口,治疗效果欠佳。于 2018 年 9 月于支气管镜下行介入封堵器治疗(图 1-48)。封堵后,胸腔引流管漏气较前好转,患者带管出院。

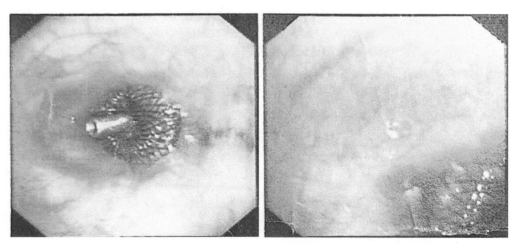

图 1-48　支气管镜下封堵器及封堵器周边情况

患者行支气管镜介入封堵后,胸腔引流管仍见气体溢出。2019 年 3 月患者复查胸部 CT,右侧包裹性空腔较前缩小,胸膜增厚,右上肺后段炎症较前增多(图 1-49)。封堵器位置良好(图 1-50)。

患者无法接受长期带管状态,于 2019 年 7 月行右侧胸腔开窗引流(图 1-51),取出胸腔引流管。后右侧胸腔每日换药,用无菌纱布填塞。患者间断咯血,分别于 2021 年 4 月和 2023 年 8 月行介入封堵治疗。

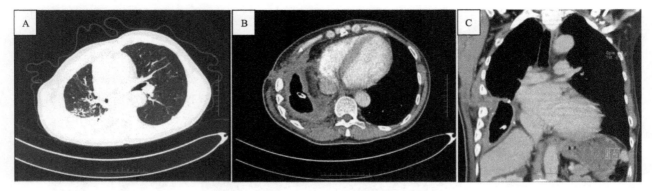

图 1-49　患者支气管介入封堵后半年复查胸部 CT
（A. 右上肺后段炎症增多；B、C. 水平位和冠状位分别显示右中下肺切除术后空腔缩小，胸膜增厚）

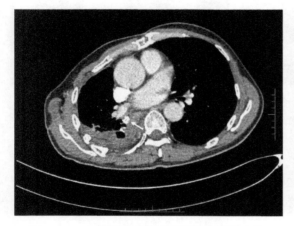

图 1-50　CT 显示支气管封堵器（白色箭头处）

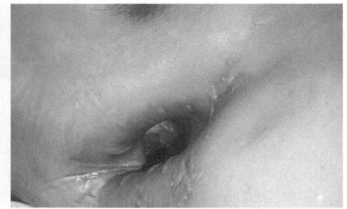

图 1-51　右侧胸腔开窗引流（2024 年 4 月拍摄）

2024 年 3 月患者再次咯血，咯血量较前增加，拟行急诊介入栓塞，患者因造影剂过敏，出现严重过敏性休克，未栓塞成功。治疗上予以抗炎、止血、加强营养等对症支持治疗，咯血好转后出院。

三、病例特点分析与讨论

该案例报道了一例支气管残端瘘且迁延不愈的患者。该患者术中残端闭合良好，出院后 3 天发生支气管残端瘘并长期不愈合。分析其原因主要有以下几点：①支气管残端术中闭合不牢可能，一般认为早期瘘和手术因素有关；②支气管长期处于炎性反应状态，患者反复肺内和胸腔内出血，支气管长期出于炎症反应状态，影响了残端的愈合；③右上肺术中未分离松解，术中因为胸膜腔闭锁，右上肺分离困难，导致中下肺切除后留有较大的胸膜腔残余空腔，进而导致支气管残端内外压力不平衡，空腔内压力小于支气管内压力；④受封堵器的异物效应影响。

支气管介入封堵器的利与弊。支气管镜介入技术，包括生物胶、热烧灼术及多种多样的支架，这些手段都已用于支气管残端瘘的微创治疗。较大的残端瘘是临床治疗中的难题，支气管镜下使用先天性心脏病房室缺损封堵器封堵在临床中有成功的报道。本例在前期内科治疗效果不佳的情况下，采用了这样的治疗方法，但封堵效果不佳。封堵效果不佳的原因可能与瘘口的大小、形状、厚度以及瘘口周围的微环境等有关。如果封堵器一次未成功，该封堵器可能成为异物，嵌顿在支气管残端，无法取出，会导致反复的炎症反应，这也是瘘口无法愈合的原因之一。

四、知识点总结与教学应用

（一）知识点学习

1. 支气管残端瘘

支气管胸膜瘘（bronchopleural fistula，BPF），也称支气管残端瘘，是指支气管与胸膜腔相通，是各类肺部手术之后最严重的并发症之一，处理起来十分棘手，病死率为 18%～50%。

BPF 发生的危险因素包括以下几点。

1）全肺切除，尤其是右侧全肺切除。

2）支气管残端癌残留。

3）术前合并结核，尤其是内膜结核，未行规范抗结核治疗。

4）术前放化疗。

5）全身因素，如糖尿病、营养不良等。

关于 BPF 的治疗，目前没有共识，其治疗方法包括内科保守治疗，内镜下介入治疗以及外科手术治疗。

1）外科治疗。方式包括胸廓开窗术（本例患者就采用了该法）、胸廓成形术和使用带血管蒂的不同组织直接封堵瘘口，外科治疗手术创伤大，瘘口再发率达 23.6%。

2）内镜下治疗。包括支气管镜下热灼烧、生物胶封堵、各种覆膜支架置入及封堵器（在本例患者中有应用）等。

2. 心脏换瓣术后的抗凝治疗原则

1）机械瓣置换术后需要终身抗凝，生物瓣置换术后需要抗凝 6 个月；抗凝药物一般使用华法林。

2）华法林完全起效需要 2～3 天，7～14 天能达到稳定的血药浓度；当天检查的凝血酶原时间反映的是 2～3 天前口服华法林的疗效。

3）抗凝期间，需要定期复查凝血酶原时间，检查结果中，根据国际标准化比值（international normalize ratio，INR）调整华法林剂量。

4）INR 标准如下。

单纯主动脉瓣置换（机械瓣）的目标 INR 值是 1.8～2.0；

单纯二尖瓣置换（机械瓣）的目标 INR 值是 2.0～2.5；

单纯三尖瓣置换（机械瓣）的目标 INR 值是 2.5～3.0；

只要是换生物瓣，目标 INR 值都是 1.5～2.0。

（二）案例在临床教学中的应用

1. 知识点的学习

本案例可以作为心脏换瓣手术或肺癌手术并发症知识点的引导案例，通过学习本案例，掌握换瓣术后华法林的用法、支气管残端瘘的诊断、临床表现及治疗等。

2. 思政教育

通过该案例的学习，告诉同学们平衡的重要性、物极必反的道理。华法林预防了换瓣术后的血栓形成，同样，过量可能会带来出血的风险。在临床中使用药物时，要严格遵循药物的使用说明，规范药物的用量和用法。

（三）案例思考与拓展

（1）该患者为心脏换瓣术后的患者，需终身抗凝治疗，如何平衡抗凝和咯血之间的问题，如果再次出现大咯血，该如何治疗？

（2）该患者支气管残端瘘，是否有再次手术的机会？手术方案如何？

（3）胸部开窗引流常用于哪些情况？

（4）心脏换瓣术后抗凝治疗中国专家共识。

参考文献

［1］陈孝平，汪建平，赵继宗. 外科学［M］. 9 版，北京：人民卫生出版社，2018.

［2］张志庸. 协和胸外科学［M］. 2 版，北京：科学出版社，2010 年.

［3］秦田田，徐超，张起，等. 室间隔缺损封堵器封堵巨大支气管胸膜瘘 1 例个案报道［J］. 临床肺科杂志，2023，28（5）：805-807.

［4］SHEKAR K J，FOOT C，FRASER J，et al. Bronchoplenralfistula：anupdatefor intensivists［J］. J Crit Carej，2010，25（1）：47-55.

［5］HARAGUCHI SJ KOIZUMI K，I-IIOKI M，et a1. Analysis ofrisk factors for postpneumonectomy bronchopleural fistulas in patients with lung cancer［J］. J Nippon Med Sch，2006，73（6）：314-319.

［6］陈云，彭雄，王彦卿，等. 肺部手术后支气管胸膜瘘的临床分析［J］. 中南大学学报（医学版），2017，42（10）：1163-1168.

［7］霍小森，李媛，董延妍，等. 气管镜介入治疗肺部手术后发生的支气管胸膜瘘的回顾性分析［J］. 中国肺癌杂志，2024，27（3）：187-192.

［8］中华医学会胸心血管外科分会瓣膜病外科学组. 心脏瓣膜外科抗凝治疗中国专家共识［J］. 中华胸心血管外科杂志，2022，38（3）：164-174.

（程远大，常睿敏，曾蔚，高阳，张春芳）

第十一节 Kartagener 综合征 1 例

一、病例摘要

患者青年男性，反复咳嗽咳痰多年，检查发现双肺多发支气管扩张、右下肺塌陷并全内脏反位，既往慢性鼻窦炎病史。手术切除右下肺，术后病理检查提示：支气管扩张并感染。综合患者病史，结合辅助检查，诊断为罕见的 Kartagener 综合征。

二、诊疗过程

患者，男，20 岁，因反复咳嗽咳痰、发热 10 余年，检查发现支气管扩张 10 个月入院。患者反复咳嗽咳痰、肺部感染，10 余年前检查发现完全性内脏转位。体格检查：右下肺呼吸音低沉，右下肺、左上肺可闻及湿啰音。胸部 CT 提示全内脏反位（图 1-52），细支气管炎，双肺多发支气管扩张，右下肺不张伴支气管扩张（图 1-53），建议完善鼻窦相关检查，支气管镜黏膜活检后行电镜检查。综合患者病史，结合相关辅助检查，患者诊断为 Kartagener 综合征。

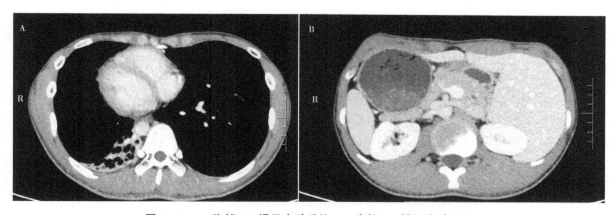

图 1-52　A. 胸部 CT 提示内脏反位；B. 腹部 CT 提示内脏反位

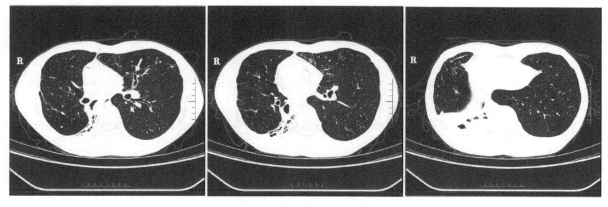

图 1-53　右下肺支气管扩张并塌陷；左上肺少许支扩

　　患者于 2024 年 10 月在全身麻醉下行胸腔镜辅助下右下肺叶切除术，术中见胸腔内广泛粘连，右下肺不张状态，右上肺代偿性肺气肿，右下肺与纵隔面广泛粘连，无解剖层次。手术松解下肺韧带后，发现纵隔面粘连为一整体，无法解剖，改为肺裂入路，解剖肺动脉和支气管，依次处理，最后以直线切割缝合器处理右下肺静脉及右下肺与纵隔面连接处。标本取出后，右下肺叶切开可见大量脓性分泌物，切面可见支气管囊性扩张。术后病理结果（图 1-54）提示（右下肺）支气管扩张并感染，（支气管残端）慢性炎，术后予以抗感染等对症支持治疗，恢复良好，顺利拔出胸腔引流管。

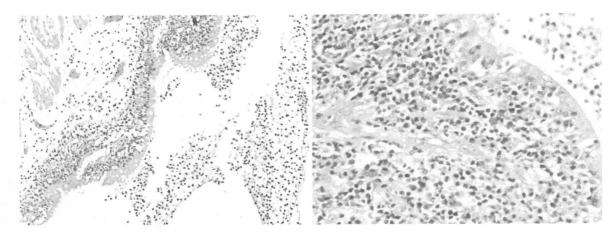

图 1-54　术后病理结果

三、病例特点分析与讨论

　　本例患者为青年男性，长期反复咳嗽、咳脓痰，提示病情为慢性疾病，可能为先天性疾病。患者胸部 CT 提示右下肺支气管扩张严重，肺实质塌陷，肺功能丧失，左上肺轻度支气管扩张，患者手术指征明确。患者胸腹部 CT 提示全内脏反位，加上长期慢性感染，手术难度往往较大，术中应注意解剖辨识。该患者术中纵隔面无法解剖分离，为避免损伤食管，手术先处理肺裂，游离肺动脉，再处理支气管，最后处理下肺静脉及肺组织与纵隔面的粘连。在处理静脉和粘连时，使用内镜下直线切割缝合器，有效避免了食管的误损伤及食管瘘的发生。对于术中不能排除食管损伤的患者，留置胃管是个不错的选择。

　　该患者为先天性支气管扩张，同时合并全内脏反位，经过结合支气管镜检查，结合既往鼻窦炎病史，综合诊断为 Kartagener 综合征（Kartagener Syndrome, KS）。KS 属于纤毛不动综合征的一种亚型，是一种罕见的先天性疾病，全球的发病率估计在 1/10000 到 1/40000 之间，该病是由体细胞隐性遗传的基因突变引起。纤毛不动综合征，也称为原发性纤毛运动障碍（primary ciliary dyskinesia, PCD），是一种罕见的常染色体隐性遗传性疾病，主要表现为纤毛的结构和/或功能异常。临床上常表现为：男性不育、慢性支气管炎、支气管扩张、慢性鼻窦炎、中耳炎和内脏反位等。PCD 分型包括：纤毛不动综合征、Kartagener 综合征、纤毛运动不良和原发性纤毛定向障碍。PCD 中 50% 的患者合并内脏反位，形成 Kartagener 综合征。

　　本例中该患者未行基因检测，尚不能从基因层面进行诊断。在临床上，对于同一患者出现两处或以上先天性疾病时，我们应警惕某些综合征的可能。

　　该患者肺部支气管扩张和鼻窦炎的临床症状均与纤毛不动综合征有关，由于该病患者呼吸道纤毛结构和功能异常，无法有效清除呼吸道的黏液和微生物，导致反复感染。该患者右下肺感染严重，肺功能丧失，手术切除病变的肺叶，可以有效缓解患者的症状，是治疗 Kartagener 综合征的手段之一。

四、知识点总结与教学应用

（一）Kartagener 综合征相关知识

1. Kartagener 综合征病因

Kartagener 综合征的病因是纤毛结构和功能的遗传性异常，导致纤毛无法正常运作。这种异常主要是由于一系列控制纤毛结构和运动的基因突变引起的，常见的突变基因包括 DNAH53、DNAI14 等，这些基因参与了纤毛的动力蛋白结构或调控纤毛运动的蛋白功能。这些基因的突变会导致纤毛运动障碍，无法清除呼吸道的黏液和微生物，从而引起慢性呼吸道感染。同时，纤毛运动异常也会影响左右体位分化，导致内脏转位现象。

2. Kartagener 综合征的临床表现

Kartagener 综合征的主要特征是三联征，包括：

①慢性鼻窦炎：因纤毛功能异常导致的鼻窦黏液排出障碍，患者常常出现慢性鼻窦炎症状，如鼻塞、流涕、头痛等；

②支气管扩张：由于纤毛无法正常运作，导致气道清除病原微生物的能力下降，常出现慢性咳嗽和支气管扩张等呼吸道症状；

③内脏转位（situs inversus）：大约 50% 的 Kartagener 综合征患者会出现内脏转位，即内脏器官的镜像对称分布，比如心脏位于右侧（本例中患者 CT 提示胸腹腔内脏反位，图 1-52）。

3. Kartagener 综合征的诊断

诊断通常包括：①呼吸道样本的纤毛电镜检查：观察纤毛结构是否异常。②鼻一氧化氮（nNO）检测：低水平的 nNO 是 PCD 的一个潜在生物标志物。③基因检测：通过全外显子测序或特定基因突变筛查确认相关的基因突变。同时，高分辨 CT 也是诊断支气管扩张及内脏转位的直接手段之一。

4. Kartagener 综合征的治疗

Kartagener 综合征的治疗主要集中在缓解症状、控制感染和减轻呼吸道相关的并发症，尤其是慢性支气管扩张症的管理。

①呼吸道清洁和物理疗法。胸部物理治疗：包括叩背、震动治疗等物理手段，帮助排除呼吸道的分泌物。每日定期进行能有效减轻黏液淤积，降低感染风险。振动排痰仪：一种通过外部机械振动帮助清理黏液的装置，能提高排痰效率。高频胸壁振荡（HFCWO），使用穿戴设备产生振动以辅助排痰，对改善支气管扩张症状有帮助。

②药物治疗。抗生素：预防性和治疗性使用抗生素是 Kartagener 综合征治疗的重要部分，特别是对支气管扩张合并感染的控制。常用的抗生素包括青霉素类、头孢类及大环内酯类。长期低剂量大环内酯（如阿奇霉素）治疗被认为可以降低感染发生频率。支气管扩张剂：对有气流受限症状的患者，可以使用支气管扩张剂（如 β2 受体激动剂）来缓解气道阻塞症状，提高肺功能。黏液溶解剂，如氨溴索等黏液溶解剂有助于降低痰液黏稠度，便于排出。

③手术治疗。手术引流：对于严重的局部支气管扩张，或是难以控制的慢性感染，外科手术切除受累的支气管部分是可行的治疗手段。鼻窦手术：对顽固性鼻窦炎患者，可进行鼻窦手术以清除病灶，改善症状。

④疫苗接种。接种肺炎球菌疫苗和流感疫苗以减少常见呼吸道感染的风险。

⑤移植治疗。肺移植：对晚期、严重的支气管扩张患者或其他无法控制的呼吸道并发症患者，肺移植可能是最后的治疗选择。

5. Kartagener 综合征的预后

Kartagener 综合征的预后因患者的病情严重程度、并发症管理情况以及治疗的早晚而异。总体来说，良好的预后取决于有效的呼吸道管理、定期的抗感染治疗以及健康的生活习惯。Kartagener 综合征本身不会直接影响寿命，但频繁的呼吸道感染和慢性支气管扩张等并发症可能导致肺功能逐渐下降，严重者甚至可能需要肺移植。

（二）案例在临床教学中的应用

1. 知识点学习

本案例可作为罕见遗传病所致的肺部病变、呼吸道管理、肺良性病变章节的教学案例。通过本案例可引申出多方面的临床教学应用，包括遗传学和分子生物学教学、呼吸系统疾病的典型症状教学、影像学教学、纤毛生理与纤毛疾病教学、综合性体格检查训练、临床思维和诊断训练、患者长期管理与护理教学等多个方面。其中要求掌握的内容如下：

①掌握支气管扩张的典型临床表现：咳嗽、咳痰、咯血；

②掌握支气管扩张的外科手术指征；

③了解 Kartagener 综合征的主要临床表现：慢性鼻窦炎，支气管扩张，内脏转位。

2. 思政教育

利用内脏反位，结合临床上手术部位的问题，强调治疗前的查对制度，尤其是对具有双侧器官的切除手术，确保手术侧的方位。用临床上因为没有严格执行查对制度，导致手术切错边的医疗事故，时刻警醒每一位同学，行医如履薄冰，应时刻保持严谨的作风。

（三）案例思考与拓展

（1）该患者如无临床症状，是否仍需要手术？

（2）该患者平日生活中如何预防肺部感染？

（3）纤毛不动综合征相关知识有哪些？（参考文献【6】、【7】）

（4）利用遗传学知识，思考如何减少 KS 患者出生率。

附件 3：扫码可查看患者胸部及上腹部增强 CT 动态图

扫码查看患者胸部及上腹部增强 CT——全内脏反位

参考文献

［1］Leigh MW, Pittman JE, Carson JL, et al. Clinical and genetic aspects of primary ciliary dyskinesia/Kartagener syndrome. Genetics in Medicine, 2009；11(7)：473-487.

［2］Afzelius BA. A Human Syndrome Caused by Immotile Cilia. Science, 1976；193(4250)：317-319. doi：doi：10.1126/science.1084576

［3］Olbrich H, Häffner K, Kispert A, et al. Mutations in DNAH5 cause primary ciliary dyskinesia and randomization of left‐right asymmetry. Nature Genetics, 2002；30(2)：143-144.

［4］Loges NT, Olbrich H, Fenske L, et al. DNAI2 Mutations Cause Primary Ciliary Dyskinesia with Defects in the Outer Dynein Arm. The American Journal of Human Genetics, 2008；83(5)：547-558.

［5］Nonaka S, Shiratori H, Saijoh Y, et al. Determination of left‐right patterning of the mouse embryo by artificial nodal flow. Nature, 2002；418(6893)：96-99.

[6]魏建华.原发性纤毛不动综合征临床管理的研究进展[J].临床儿科杂志,2019,37(2):144-147.

[7]中华医学会儿科学分会呼吸学组疑难少见病协作组,国家呼吸系统疾病临床医学研究中心,《中华实用儿科临床杂志》编辑委员会.儿童原发性纤毛运动障碍诊断与治疗专家共识[J].中华实用儿科临床杂志,2018,33(2):94-99.

（程远大,张春芳）

第十二节　局晚期肺癌长周期 ALK-TKI 新辅助治疗后 PCR 1 例

一、病例摘要

截至 2024 年 11 月，靶向新辅助治疗尚未被指南推荐。既往一些回顾性的研究和个案报道表明，在局晚期肺癌中间变性淋巴瘤激酶（anaplastic lymphoma kinase，ALK）酪氨酸抑制剂（ALK tyrosine kinase inhibitor，ALK-TKI）新辅助治疗是可行的，但其靶向治疗的持续时间通常为 8~12 周。本文报道了 1 例 ALK-TKI 辅助治疗半年后，外科手术顺利切除的局晚期肺癌案例。这提示长周期 ALK-TKI 新辅助治疗后手术切除是安全可行的，在短周期 ALK-TKI 治疗效果不显著时，延长 ALK-TKI 新辅助治疗时长的方案值得探索。

二、诊疗过程

患者，女，54 岁，因检查发现位于右上肺的肺门肿块入院。胸部增强 CT 提示肿块侵犯奇静脉和右上肺动脉并纵隔淋巴结肿大（图 1-55），其中 4R 组淋巴结经支气管内超声穿刺活检确诊肺腺癌转移（图 1-56）。

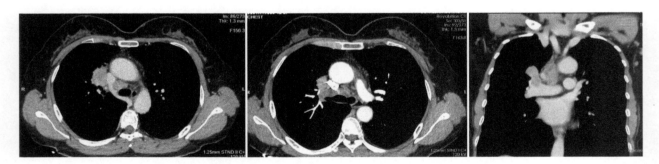

图 1-55　治疗前患者胸部 CT 显示病变累及右上肺肺门及奇静脉

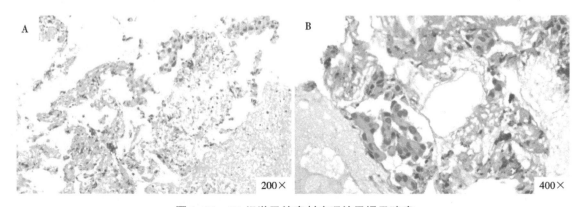

图 1-56　4R 组淋巴结穿刺病理结果提示腺癌

　　患者知情同意后,在完善基因检测的同时,给患者提供了 1 个周期的免疫联合化疗(卡铂、培美曲塞和信迪利单抗)。基因检测结果显示,棘皮动物微管相关蛋白样 4(exon13)-ALK(exon 20)基因融合(EML4-ALK 融合)突变,患者接受了克唑替尼继续治疗。1 个月后,患者由于肝肾功能损伤严重,改为阿来替尼继续治疗。阿来替尼治疗 2 个月后,影像学评估显示肿瘤和纵隔淋巴结的退缩明显(图 1-57),建议患者手术切除,但患者因个人原因拒绝了手术,要求继续靶向治疗。

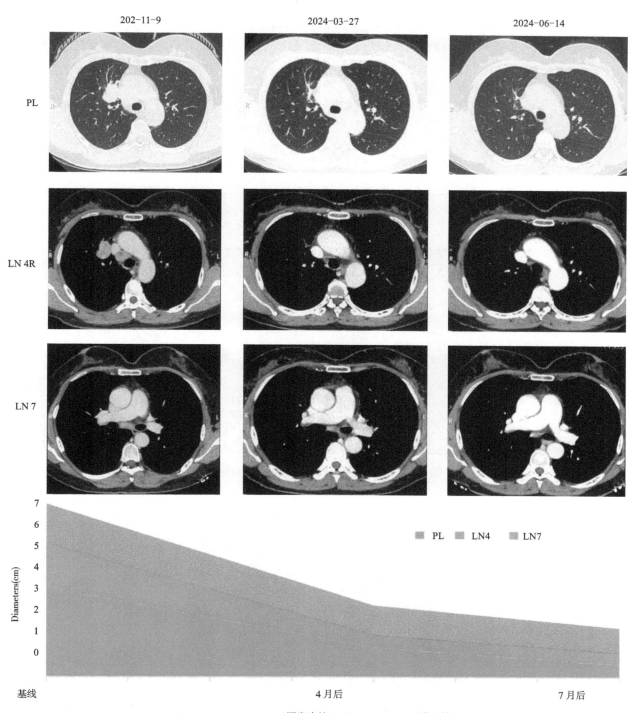

PL, primary lung cancer(原发病灶);LN, lymph node(淋巴结)

图 1-57　阿来替尼新辅助治疗前后的影像学评估。

阿来替尼治疗 6 个月后，影像学评估，原发肿瘤和纵隔淋巴结几乎达到了完全缓解（图 1-57）。患者决定接受手术治疗，2024 年 7 月 8 日接受了单孔胸腔镜右上肺叶切除术+系统淋巴结清扫。术中发现，血管和支气管的解剖结构没有术前想象的那么困难，肺门处理后各结构清晰，右上肺支气管变异为两个单独分支，肿瘤消退后右肺门有中度组织纤维化。手术耗时约 100 分钟，失血 30mL，切除的标本肿块呈纤维化改变（图 1-58~图 1-63）。

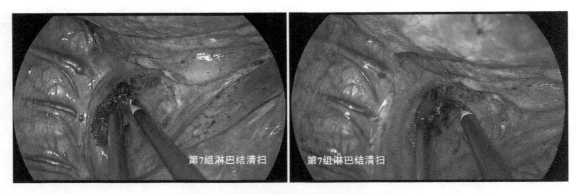

图 1-58　术中隆突下第 7 组淋巴结清扫情况

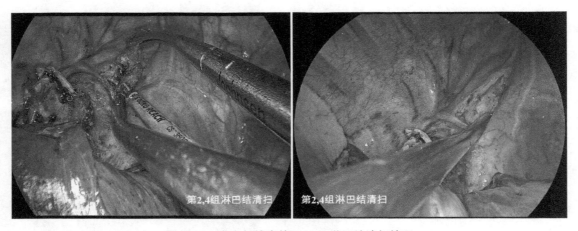

图 1-59　术中气管旁第 2，4 组淋巴结清扫情况

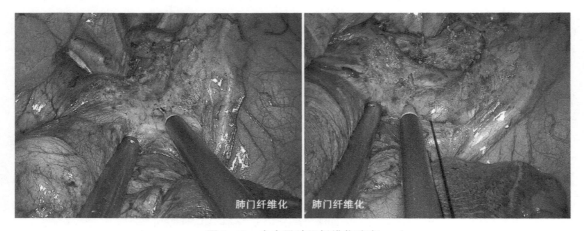

图 1-60　术中见肺门纤维化改变

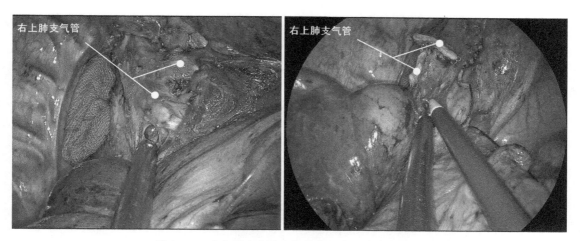

图 1-61　术中见右上肺支气管变异为两个单独分支

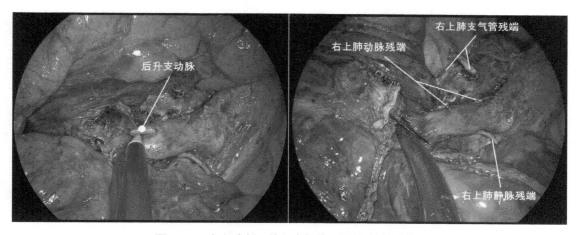

图 1-62　右上肺各血管和支气管处理后的肺门展示

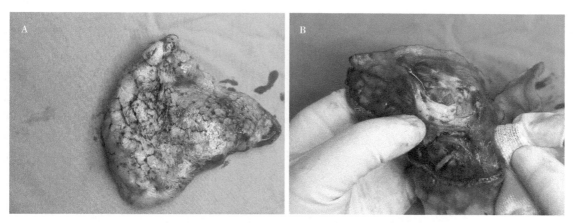

图 1-63　A. 切除的右上肺标本；B. 肿瘤切开后病变处纤维化表现

　　通过对原发肿瘤和转移性淋巴结的综合病理评估，患者前期治疗后，病理上达到了完全病理缓解（pathological complete responses，PCR）（图 1-64）。患者术后 3 天顺利出院。

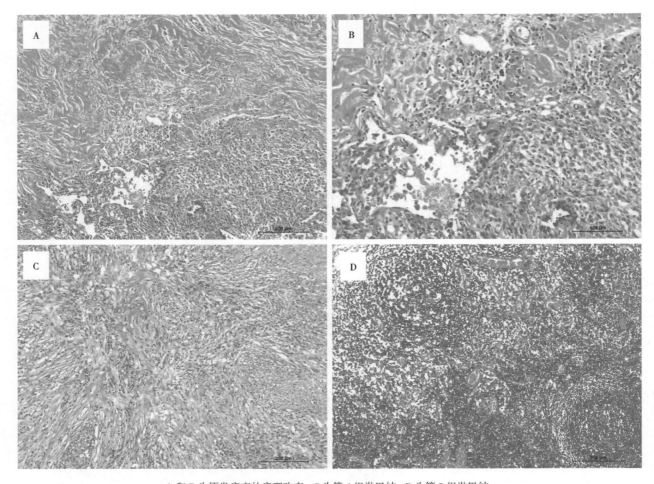

A 和 B 为原发病变的病理改变；C 为第 4 组淋巴结；D 为第 8 组淋巴结。

图 1-64　原发病灶和转移淋巴结的慢石蜡病理改变，均未见癌细胞。

三、病例特点分析与讨论

靶向新辅助治疗已经探索了十余年，至今仍未取得突破性进展。低 PCR 率和生存率的无明显改善也给靶向新辅助治疗带来了很多的争议。此外，许多外科医生担心靶向新辅助治疗会影响手术难度，增加出血风险。因此，关于长疗程靶向新辅助治疗的临床研究相对较少。在晚期敏感突变的肺癌患者中，表皮生长因子受体络氨酸激酶抑制剂（epidermal growth factor receptor-tyrosine kinase inhibitor, EGFR-TKI）或 ALK-TKI 的中位无进展生存期超过 1 年。目前靶向新辅助治疗时长较短，低 PCR 率或缓解率是否与靶向新辅助治疗的持续时间不足相关，值得思考。遗憾的是，正在进行的研究中，没有长周期靶向新辅助治疗设计。NAUTIKA1 研究和 ALNEO（NCT05015010）是正在进行的关于阿来替尼的临床试验，其新辅助持续时间均为 8 周。

ALK-TKI 新辅助治疗的持续时间取决于 ALK-TKI 的疗效和 ALK-TKI 对手术难度的影响。对于大多数 ALK 突变患者，经过 2 个月的 ALK-TKI 治疗后有明显的反应。在我们的案例中，患者进行了 1 次化疗和 1 个月的克唑替尼治疗后，又进行了 2 个月阿来替尼的新辅助治疗，肿瘤和纵隔淋巴结几乎完全消退，但患者因个人原因，没有接受手术，而是选择了继续靶向治疗。从本病例中可以看出，前期虽然接受了 1 次化疗，1 个月的克唑替尼和 6 个月的阿来替尼新辅助治疗，手术仍然安全和可行，且患者获得了完全的病理缓解。手术时间、出血和术后并发症等方面和常规手术相似。

因此，当短周期的 ALK-TKI 新辅助治疗缩瘤效果不理想或手术条件不成熟时，延长 ALK-TKI 的新辅助治疗时长的治疗方案值得进一步探索。

四、知识点总结与教学应用

（一）局晚期肺癌的综合治疗

1. 辅助与新辅助的概念

对于可切除的中期或局晚期肺癌，单纯的手术治疗效果不够理想，对于这部分患者在手术前或手术结束后需要辅助一定内科治疗，从而达到综合治疗的效果。对于这部分患者直接手术，术后辅助内科治疗的方式，称为辅助治疗；对于在手术之前先进行一定时间的内科治疗，再进行手术治疗的方式，称为新辅助治疗。现在，还有新辅助联合手术，再术后辅助治疗的"三明治"或"夹心饼"的综合治疗模式，常见于免疫治疗。

因此，新辅助和辅助是相对于手术可切除的肺癌而言，在手术前或手术后予以一定疗程的内科治疗的方式。目前，随着肿瘤药物的研发，晚期肺癌的治疗疗效也在不断提升，尤其是肺癌靶向治疗和免疫治疗的临床应用，大大提高了局晚期和晚期肺癌的生存率。对于一些首诊评估为不可切除或潜在可切除的肺癌患者，通过一定周期的内科治疗后，肿瘤实现了降期，又有了手术的机会，这个治疗模式称为转化治疗，即让不可切除或潜在可切除病变，通过内科治疗转化为可切除病变。

2. 什么是潜在可切除？

一般认为，外科手术可以切除 I 期到部分的 ⅢA 期肺癌，大部分 ⅢA 期及以后的肺癌没有了手术机会。但随着综合治疗模式的发展，部分 ⅢB 期甚至少数伴有寡转移的 IV 期肺癌患者也越来越多地接受了外科手术。目前，在局晚期肺癌中，有一部分患者被认为是潜在可切除，目前尚无明确的定义，被认为是介于 Ⅲ 期可切除和不可切除之间的局晚期肺癌。

ASCO 指南认为，满足以下所有条件的 Ⅲ 期患者可以考虑手术切除：① 术前评估认为 R0 切除是可能的；② MDT 认为无 N_3 淋巴结受累；③预计围手术期死亡率≤5%；④ MDT 讨论认为可手术的 $T_4N_0M_0$ 患者。主要包括：$N_{0~1}$，单站纵隔淋巴结转移且淋巴结短经<2 cm 的 N_2 和部分 T_4N_1（同侧不同肺叶内的孤立癌结节）。

CSCO 指南明确指出，不可切除 Ⅲ 期肺癌主要指有如下影像或淋巴结病理性证据：① 同侧纵隔淋巴结多枚转移成巨大肿块或多站转移（ⅢA：$T_{1~2}N_2$ 或 ⅢB：$T_{3~4}N_2$）；②对侧肺门、纵隔淋巴结，或同、对侧斜角肌或锁骨上淋巴结转移（ⅢB：$T_{1~2}N_3$；ⅢC：$T_{3~4}N_3$）；③病灶侵犯心脏、主动脉和食管（ⅢA：$T_4N_{0~1}$）。

因此，潜在可切除是指介于可切除和不可切除之间的 Ⅲ 期肺癌，主要包括：单站 N_2 纵隔淋巴结短经<3 cm 的 ⅢA 肺癌，肺上沟瘤，T_3 或 T_4 的中央型肺癌。

在第九版 TNM 分期上，我们可以看到可切除、潜在可切除及不可切除肺癌的区域，如下图（图 1-65）：

可切除并非单独鉴于外科切除技术层面的原因。对于部分 $T_{1~2}N_3$ 的患者，外科手术可以通过联合入路切除所有病灶和转移淋巴结，只是对于该部分的患者，即使外科手术切除，其预后并未得到实质性提升，因此，对于可切除的问题，除了考虑外科技术方面的因素，另一个重要的考量因素就是术后的生存和复发的问题。所以，对于可切除的患者，除了外科手术能够根治性切除外，在生存率方面，切除比不切除生存要好。而对于不可切除患者，可能是外科无法行根治性切除（如侵犯心脏、主动脉等）或即使行根治性切除后，生存率方面未得到改善。

T 分期		N0	N1	N2a	N2b	N3	M1a 任何 N	M1b 任何 N	M1c 任何 N
T1	T1a ≤1 cm	IA1	IIA	IIB	IIIA	IIIB	IVA	IVA	IVB
	T1b >1~2 cm	IA2	IIB	IIIA	IIIB	IIIB	IVA	IVA	IVB
	T1c >2~3 cm	IA3	IIB	IIIA	IIIB	IIIB	IVA	IVA	IVB
T2	T2a 侵犯主支气管（未及隆突）,脏层胸膜受累，合并阻塞性肺炎	IB	IIB	IIIA	IIIB	IIIB	IVA	IVA	IVB
	T2a >3~4 cm	IB	IIB	IIIA	IIIB	IIIB	IVA	IVA	IVB
	T2b >4~5 cm	IIA	IIB	IIIA	IIIB	IIIB	IVA	IVA	IVB
T3	T3 >5~7 cm	IIB	IIIA	IIIA	IIIB	IIIC	IVA	IVA	IVB
	T3 侵犯壁层胸膜、胸壁、膈神经，心包等	IIB	IIIA	IIIA	IIIB	IIIC	IVA	IVA	IVB
	T3 同一肺叶内多个癌结节	IIB	IIIA	IIIA	IIIB	IIIC	IVA	IVA	IVB
T4	T4 >7 cm	IIIA	IIIA	IIIB	IIIC	IIIC	IVA	IVA	IVB
	T4 同侧不同肺叶出现癌结节	IIIA	IIIA	IIIB	IIIC	IIIC	IVA	IVA	IVB
	T4 侵犯膈肌、纵隔、心脏、大血管、气管、食管、喉返神经、椎体、隆突	IIIA	IIIA	IIIB	IIIB	IIIC	IVA	IVA	IVB

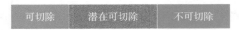

可切除　潜在可切除　不可切除

图 1-65　第九版肺癌 TNM 分期（绿色：可切除；灰色：潜在可切除；红色：不可切除）

（二）案例在临床教学中的应用

1.案例使用推荐。本案例可作为局晚期肺癌综合治疗教学的临床典型案例，用于研究生、住培医生或进修生的教学，也可用于低年资胸外科、呼吸科或肿瘤科肺癌方向的医师的自我学习。

2.通过本案例学习，让学生掌握什么是局晚期肺癌，辅助与新辅助的概念，了解什么是靶向治疗等临床知识。

3.思政教育。该案例为超适应证用药，属于探索性治疗，通过本案例可以在两个方面加强学生的思政教育。一是超适应证治疗带来的潜在医疗纠纷；二是鼓励学生勇于探索，对当前的共识提出质疑。当大家都认为靶向新辅助治疗周期是 8~12 周时，勇于探索更长周期的治疗方案。

（四）案例思考与拓展

1.你认为患者在阿来替尼新辅助治疗 2 个月后手术还是 6 个月后手术会更好？为什么？

2.肺癌第 9 版 TNM 分期与第 8 版 TNM 分期有何不同？

3.基于本案例，你对靶向新辅助治疗的认识是什么？

4.免疫治疗在局晚期肺癌综合治疗中的进展与地位有哪些？

参考文献

［1］Soda M, Choi YL, Enomoto M, et al. Identification of the transforming EML4-ALK fusion gene in non-small-cell lung cancer. Nature, 2007, 448(7153)：561-566.

［2］Takahashi T, Sonobe M, Kobayashi M, et al. Clinicopathologic features of non-small-cell lung cancer with EML4-ALK fusion gene. Ann Surg Oncol, 2010, 17(3)：889-897.

［3］Shaw AT, Yeap BY, Mino-Kenudson M, et al. Clinical features and outcome of patients with non-small-cell lung cancer who harbor EML4-ALK. J Clin Oncol, 2009, 27(26)：4247-4253.

［4］Ettinger DS, Wood DE, Aisner DL, *et al.* Non‑Small Cell Lung Cancer, Version 3. 2022, NCCN Clinical Practice Guidelines in Oncology. Journal of the National Comprehensive Cancer Network, 2022, 20(5)：497‑530.

［5］Wu YL, Dziadziuszko R, Ahn JS, et al. Alectinib in Resected *ALK*‑Positive Non‑Small‑Cell Lung Cancer. N Engl J Med. 2024 Apr 11；390(14)：1265‑1276. doi：10. 1056/NEJMoa2310532. PMID：38598794.

［6］https：//www. nccn. org/guidelines/guidelines‑detail? category=1&id=1450

［7］Zhang C, Yan LX, Jiang BY, *et al.* Feasibility and Safety of Neoadjuvant Alectinib in a Patient With ALK‑Positive Locally Advanced NSCLC. J Thorac Oncol, 2020, 15(6)：e95‑e99.

［8］Zhang C, Li SL, Nie Q, *et al.* Neoadjuvant Crizotinib in Resectable Locally Advanced Non‑Small Cell Lung Cancer with ALK Rearrangement. J Thorac Oncol, 2019, 14(4)：726‑731.

［9］Sentana‑Lledo D, Viray H, Piper‑Vallillo AJ, *et al.* Complete pathologic response to short‑course neoadjuvant alectinib in mediastinal node positive (N2) ALK rearranged lung cancer. Lung Cancer, 2022, 172：124‑126.

［10］Leonetti A, Minari R, Boni L, *et al.* Phase II, Open‑label, Single‑arm, Multicenter Study to Assess the Activity and Safety of Alectinib as Neoadjuvant Treatment in Surgically Resectable Stage III ALK‑positive NSCLC：ALNEO Trial. Clin Lung Cancer, 2021, 22(5)：473‑477.

11］Mok T, Camidge DR, Gadgeel SM, et al. Updated overall survival and final progression‑free survival data for patients with treatment‑naive advanced ALK‑positive non‑small‑cell lung cancer in the ALEX study. Ann Oncol. 2020；31(8)：1056‑1064.

（程远大，段朝军，张春芳）

第十三节　囊腔型肺癌1例

一、病例摘要

中年男性，因胰腺癌根治术后1年复查，检查发现右上肺尖段薄壁囊腔（壁厚约1mm），追踪1年，囊腔明显增大，囊壁无明显变化。患者接受了外科手术，手术切除右上肺尖段（RS1），术后病理证实为浸润性黏液腺癌。该病例提示单纯囊腔增大的薄壁囊腔应警惕早期肺癌可能。

二、诊疗过程

患者，男，54岁。因检查发现右上肺结节1年余入院。患者于2023年9月11日因胰腺癌术后1年复查，胸部CT示右肺上叶尖段薄壁囊腔，大小约6 mm×5 mm，性质待定（图1-66A）。患者无咳嗽咳痰、胸闷气促等不适症状，当时未进行特殊处理，定期复查。后于2024年9月23日在我院行胸部CT检查示右肺上叶尖段薄壁囊腔逐渐增大，大小为12 mm×10 mm，临床考虑为囊腔型肺癌？囊性转移灶？（图1-66B）。临床考虑囊腔型肺癌可能性大。

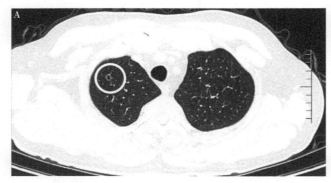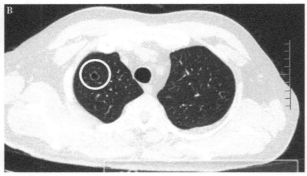

图1-66　患者胸部CT。A. 2023年9月CT；B. 2024年9月CT。（白色圆圈为病变位置）

患者于2024年10月接受了单孔胸腔镜下肺癌根治术，术中切除右上肺尖段，标本扪及病变，呈环形，实性成分呈鱼肉样改变（图1-67）。术后病理结果示：浸润性黏液腺癌（图1-68）。术后给予抗炎等对症支持处理，恢复良好，顺利拔除胸腔引流管，术后第3天出院。

三、病例特点分析与讨论

该患者右上肺病变为薄壁囊腔性病变，壁厚约1mm，在随访1年的过程中，该囊腔性病变较前明显增大，但囊壁无明显增厚。手术切除后，病理结果明确为腺癌，证实该病变为囊腔型肺腺癌。该病变在随访的过程中，仅出现囊腔的增大，囊壁无明显增厚，且囊壁较薄，与传统的囊腔型肺癌不同。传统的囊腔型肺癌在随访过程中常表现为囊壁的增厚，囊壁周围出现磨玻璃样改变，囊壁出现结节样改变等影像学表现。该病例提示我们，即便囊壁无明显增厚，出现囊腔增大时，也应警惕肺癌可能。

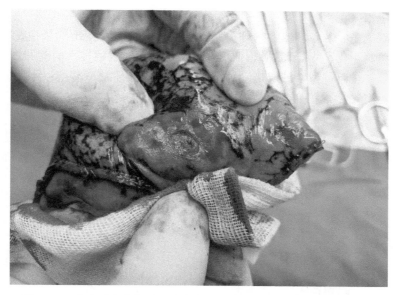

图1-67 右上肺尖段切除，病变部位呈环形增厚（白色圆圈区域内）

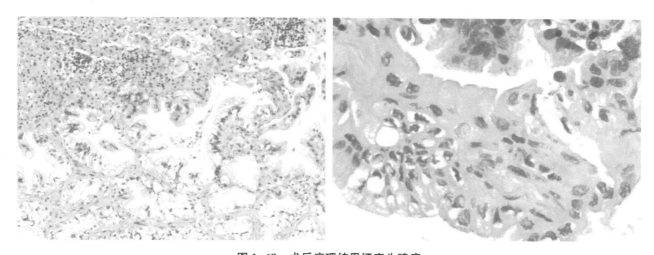

图1-68 术后病理结果证实为腺癌

对于薄壁囊腔性病变，手术切除后，定位和寻找病变是临床上的难题。因为病变壁较薄，无明显实质性成分，切除后触诊病变常比较困难。囊腔型病变，因为呈球形，其标本触诊起来常表现为"指环症"，即病变区域触诊有增厚感，增厚区域呈环形改变，犹如指环一样。从本例患者切除标本（图1-67）可见，病变成环形增厚鱼肉样改变。

四、知识点总结与教学应用

（一）知识点总结——囊腔型肺癌

1. 囊腔型肺癌的概念

囊腔型肺癌（lung cancer associated with cystic airspaces，LCCA）是一种影像学上表现为肿瘤内或边缘存在囊性空腔的肺癌类型。大多数肺癌在CT上表现为实性或亚实性结节或者肿块，含囊腔的肺癌很少见。国际早期肺癌筛查项目（The International Early Lung Action Program，I-ELAP）报道称，含囊腔的肺癌发病率仅约为 3.7%。

2. 囊腔型肺癌的病因

目前，关于周围型肺癌伴囊腔形成的病理机制尚未十分明确。已提出的假说机制如下：①气道狭窄诱导的止回阀机制；②由坏死、脱离、脓肿形成、酶消化或血栓导致的实性病变的中央分解，随后碎片进入支气管树导致的咳痰；③通过弹性抽取周围肺组织扩大空化并使肺壁变薄；④疾病侵袭先前存在的囊性结构(如支气管源性囊肿或大疱)的壁。

3. 囊腔型肺癌的分类

根据已知文献报道，LCCA 主要分为以下几种类型。Maki 和 Macalchi 将 LCCA 根据影像学分为 4 型：Ⅰ 型，外生结节型；Ⅱ 型，内生结节型；Ⅲ 型，软组织延囊壁弥散增厚型；Ⅳ 型，实性或非实性组织散布于多囊腔内。

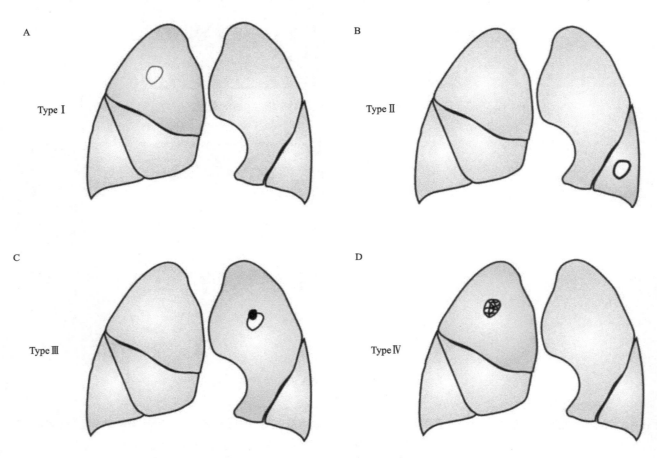

图片引自：杨谨旭，等.囊腔型肺癌的诊疗进展[J].中国肺癌杂志，2023，26(10)：774-781.

图 1-69　囊腔型肺癌 4 种影像学表现

Fintelmann 在上述分类的基础上，开发了基于囊腔形态、病变的密度、囊腔数量的新分类系统：Ⅰ 型，薄壁型；Ⅱ 型，厚壁型；Ⅲ 型，壁结节型；Ⅳ 型，混合型。也有学者对 LCCA 动态演变不同阶段的特征获得在预测囊腔型肺腺癌(1ung adenocarcinoma associated with cystic airspaces，LACA)病理浸润性更具临床价值的分类方式：Ⅰ 型，囊腔<6.5 mm 的纯磨玻璃密度影(ground—glass opacity，GGO)；Ⅱ 型，囊腔>6.5 mm 的纯 GGO；Ⅲ 型，囊腔伴部分实性结节；Ⅳ 型，囊腔伴实性结节。

4. 囊腔型肺癌的影像学诊断

关于 LCCA 的影像学特征与早期诊断。胸部 CT 是肺癌筛查和诊断的常用手段，通过分析 LCCA 的影像学特征对早期诊断 LCCA 具有重要意义。LCCA 可发生于任何肺叶，且多位于肺外周。多项研究表明，在 LCCA 患者的 CT 随访过程中，当囊腔出现囊壁增厚、囊壁上结节增大、新发结节或壁结节密度增加，考虑为 LCCA 的可能性增大。对囊腔边缘不规则，尤其是随访后出现空洞变大、胸膜凹陷征、沿囊壁的壁结节、偏心结节或磨玻璃改变、囊腔分隔、粗糙的蜂窝状囊壁的囊腔样病变也应该警惕为 LCCA。

5. 囊腔型肺癌的预后

临床研究发现，囊腔型肺癌的预后与囊壁厚度相关，LCCA 影像学进展阶段与预后相关。目前普遍认为，同体积大小的 LCCA 比一般类型肺癌的预后差。

（二）案例在临床教学中的应用

本案例可作为肺疾病章节，尤其是肺癌教学的引导案例。通过本案例，能够帮助胸外科医生了解特殊类型肺癌（囊腔型肺癌）的影像学分析、病理诊断、发病机制、临床表现、预后评估等相关方面知识。

思政教育：通过对囊腔型肺癌的认识，讲述人们认知事物的过程。囊腔型肺癌，起初被认为是个肺囊肿或肺内肺大泡，但随着认识的不断深入，以及手术病理的验证，认识到这一类型的病变有肺癌的可能。这告诉我们，对于工作或生活中常见的同一现象，我们不能被传统思维束缚，要善于思考和发现同一现象下面的不同本质，只有这样才能有所发现。

（三）案例思考与拓展

（1）囊腔型肺癌与肺内肺大泡的区别有哪些？
（2）薄壁囊腔型肺腺癌的病理类型与常规肺腺癌有何区别？
（3）不同分型的囊腔型肺癌的发病机制是否不同？
（4）囊腔型肺癌是现有囊腔再癌变，还是先癌变再形成囊腔？
（5）拓展学习：肺泡的解剖与病理生理。
附件3：扫码查看患者囊腔型病变的 CT 动态变化对比

扫码查看患者囊腔型病变的 CT 动态变化对比

声明：

文中图 1-69，引自"杨谨旭，等.囊腔型肺癌的诊疗进展［J］.中国肺癌杂志，2023，26（10）：774-781."并有所改动。

参考文献

［1］杨谨旭，陈颖，雷玉洁，等.囊腔型肺癌的诊疗进展［J］.中国肺癌杂志，2023，26（10）：774-781.

［2］Xue X, Wang P, Xue Q, et al. Comparative study of solitary thin-walled cavity lung cancer with computed tomography and pathological findings［J］. Lung Cancer, 2012; 78（1）: 45-50.

［3］中华医学会肿瘤学分会，中华医学会杂志社，韩宝惠，et al. 中华医学会肺癌临床诊疗指南（2023 版）［J］.中国综合临床，2023，39（6）：401-423.

［4］Guo J, Liang C, Sun Y, et al. Lung cancer presenting as thin-walled cysts: An analysis of 15 cases and review of literature. Asia Pac J Clin Oncol, 2016, 12（1）: e105-112.

[5] Mascalchi M, Attinà D, Bertelli E, et al. Lung cancer associated with cystic airspaces. J Comput Assist Tomogr, 2015; 39(1): 102-108.

[6] Fintelmann FJ, Brinkmann JK, Jeck WR, et al. Lung Cancers Associated With Cystic Airspaces: Natural History, Pathologic Correlation, and Mutational Analysis. J Thorac Imaging, 2017; 32(3): 176-188.

（程远大，张春芳）

第二章

食管疾病

第一节 食管癌术后支架相关性胸胃主动脉瘘1例

一、病例摘要

本案例报道了1例中年男性下段食管癌患者,在行左侧开胸食管癌根治手术后出现食管-胃吻合口瘘并发症。于放射介入下行吻合口覆膜支架置入封堵,支架置入后第11天,患者继发胸胃主动脉瘘大出血死亡。

二、诊疗过程

患者,男,51岁,因吞咽时异物感2个月,加重10天,于2011年6月10日入院。胃镜示:距门齿35~41 cm处可见肿块,病检结果为鳞癌。相关检查未见远处转移,心肺功能评估良好,于6月15日全身麻醉下经左胸后外侧切口行食管癌根治术,并在主动脉弓下进行了食管-管状胃端侧器械吻合。术后第9天碘水造影提示吻合口瘘,予以抗炎、补液、护胃、加强营养、通畅引流等对症支持处理。术后第15天在介入下行内膜支架置入封堵瘘口。术后第24天患者呕吐少量鲜血,予以止血、抑酸、护胃等保守治疗;2天后再次出现呕血,少量,鲜红色,当晚下床时突发大量呕血,立即行床旁急救,最终抢救无效死亡。尸体解剖发现,吻合口下方1 cm胃后壁处一瘘口与主动脉相通(图2-1),瘘口平对支架下缘。尸检诊断:胸胃主动脉瘘。

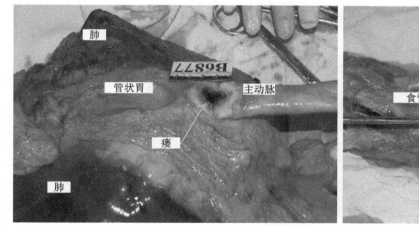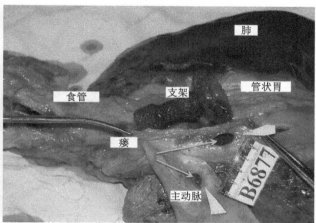

图2-1 尸体解剖吻合口处覆膜支架与瘘口

三、病例特点分析与讨论

食管癌术后并发胸胃主动脉瘘(gastric aortic fistula, GAF)较少见。因缺乏大样本的临床资料,尤其是救治成功的经验报道,所以有关GAF的诊断和治疗尚没有统一的标准和指南。信号性出血是GAF的前兆。本例大量呕血前48小时即出现了信号性出血,由于缺少相应临床经验,未能给予足够重视。除呕血外，有突发的胸腔引流管引流束血性液体或黑便等均有可能是信号性出血的提示。从信号性出血到大出血致死的时间，称为"主动脉瘘的窗口期"，可为几个小时或几周，甚至14年。窗口期的长短和主动脉瘘口的大小及瘘口周边的环境密切相关。

GAF患者的救治，关键在于窗口期内GAF的诊断和处理。食管癌患者术后有呕血或胸腔引流出血性液体时，应警惕GAF的可能，可完善主动脉血管造影检查以进一步确诊。GAF的紧急救治首先是封堵或修补主动脉瘘控制出血，其次是消化道的重建。根据既往成功救治的案例，可以选用栓塞、支架封堵或紧急开胸直接修补瘘口等方法控制主动脉瘘口的出血；消化道的处理，需要根据瘘口的位置，胸腔内情况决定是直接修补还是二期重建。

支架相关性的GAF报道较少，缺乏经验。为了减少类似事件发生，首先，在支架置入时应选择尺寸匹配的覆膜支架，支架太小会导致支架移位，支架的反复移位有可能引发消化道的溃疡甚至穿孔；其次，应选择合适的时机取出支架。食管癌术后吻合瘘用支架封堵后，2周内取出支架能够明显减少支架相关并发症。吻合口瘘是食管癌术后并发症，内镜下或介入下置入腹膜支架是治疗吻合口瘘的一种方式。本例案例患者在吻合口瘘覆膜支架置入后，继发产生了致死性主动脉瘘，虽临床比较罕见，但为覆膜支架治疗吻合口瘘提供了临床经验。

四、知识点总结与教学应用

（一）食管癌

上消化道常见肿瘤，具有明显地域差异性，我国河南为高发区，这与大量酗酒有相关性。

临床典型表现：中晚期表现为进行性吞咽困难，早期无特殊症状。

胸部CT可见食管管壁增厚、管腔狭窄（图2-2）；胃镜检查可明确诊断（图2-3）。

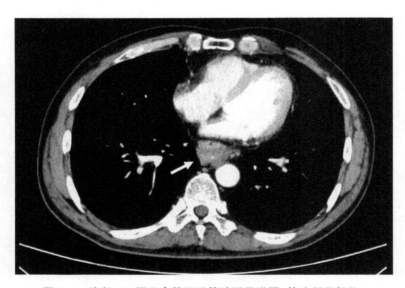

图2-2 胸部CT提示食管下端管壁明显增厚（箭头所示部位）

外科治疗：以外科治疗为主的综合治疗。外科手术方式包括传统的开放手术和腔镜手术，根据手术入路不同，可分为传统的左侧开胸、右侧开胸（胸腹联合）、颈胸腹联合三切口手术即不经胸手术入路等（图2-4）。

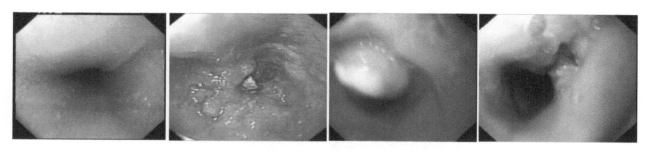

图 2-3　胃镜下食管正常黏膜与食管癌病变黏膜对比图

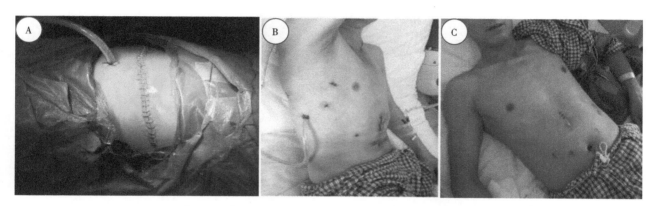

图 2-4　A 为左侧开胸食管癌根治手术开放切口；B 为全腔镜颈胸腹联合三切口食管癌根治手术切口；
C 为纵隔镜联合腹腔镜不经胸食管癌手术切口

（二）食管胃吻合口瘘

食管胃吻合口瘘是食管癌术后严重的并发症。吻合口瘘的危害包括：营养不良、胸腔感染、出血等问题。

食管胃吻合的常见吻合方式包括：纯手工（如李印教授创立的"李氏吻合"）、半机械、纯机械（圆形吻合 vs 线形吻合）。

吻合口瘘的临床处理策略包括保守治疗、支架置入及二次手术。

保守治疗：禁食、静脉/肠内营养（留置十二指肠营养管）、减少胃酸分泌、抗感染、通畅胸腔引流。

支架置入：采用带覆膜支架置入以封堵漏口，如本案例。

二次手术：临床不常采用。

（三）案例在临床教学中的应用

本案例可以作为学习食管癌相关知识的引导案例。通过学习本案例，可以全面梳理食管癌的相关知识，包括流行病学、临床表现、检查手段、外科治疗方式，以及并发症食管吻合口的临床处理原则等。

思政教育：本例患者最终死亡带来的医疗纠纷，在临床上应如何警惕和处理？

（四）案例思考及拓展

（1）思考：食管癌外科手术，食管肿瘤病变切除后，能否行肿瘤上下正常食管的端端吻合？

（2）胸胃主动脉瘘的相关知识（临床罕见并发症，致死率极高）

食管癌术后并发胸胃主动脉瘘（gastric aortic fistula，GAF）的病例较少见，在 2001 年 Molina-Navarro

等报道了 1 例并通过文献复习综述了 22 例 GAF，该文献中提到该种并发症最早是由 Merndino 和 Emerson 于 1950 年报道的，且 23 例 GAF 中仅 1 例抢救成功，其余均死于失血性休克，死亡率在 90% 以上。近 10 年，也有少量的 GAF 报道，总体来说 GAF 的发生比较罕见，且致死率较高。

根据胸胃主动脉瘘口的位置，可将食管癌术后继发的主动脉瘘进行临床分型，详见图 2-5。

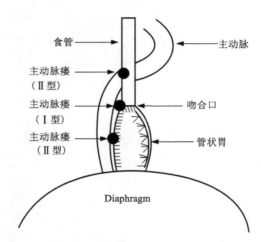

图 2-5　食管癌术后主动脉瘘临床分型

（引自，Yuanda Cheng. Analysis of risk factors and classification of aortic fistula after esophagectomy. **Journal of Surgical Research，2018**）

声明：

该案例已在《中华胸心血管外科杂志》发表。程远大，高阳，张春芳. 食管癌术后支架相关性胸胃主动脉瘘 1 例. 中华胸心血管外科杂志，2017，8(33)：507.

参考文献

［1］MOLINA-NAVARRO C, HOSKING S W, HAYWARD S J, et al. Gastroaortic fistula as an early complication of esophagectomy ［J］. Ann Thorac Surg, 2001, 72(5)：1783-1788.

［2］OKITA R, MUKAIDA H, TAKIYAMA W, et al. Successful surgical treatment of aortoesophageal fistula after esophagectomy ［J］. Ann Thorac Surg, 2005, 79(3)：1059-1061.

［3］KUHARA A, KOGANEMARU M, ONITSUKA S, et al. Emergent interventional approach for aortogastric tube fistula with massive gastrointestinal bleeding ［J］. BMJ Case Rep, 2015. pii：bcr2014208143.

［4］FREEMAN R K, ASCIOTI A J, DAKE M, et al. An Assessment of the Optimal Time for Removal of Esophageal Stents Used in the Treatment of an Esophageal Anastomotic Leak or Perforation［J］. Ann Thorac Surg, 2015, 100(2)：422-428.

［5］CHENG YUANDA, GAO YANG, CHANG RUIMIN et al. Analysis of Risk Factors and Classification of Aortic Fistula After Esophagectomy. Journal of Surgical Research, 2018, 229：316-323.

［6］陈孝平，汪建平，赵继宗. 外科学［M］［J］. 9 版，北京：人民卫生出版社，2018.

［7］程远大，高阳，张春芳. 食管癌术后支架相关性胸胃主动脉瘘 1 例［J］. 中华胸心血管外科杂志，2017，8(33)：507.

（程远大，高阳，张春芳）

第二节 食管炎性肌纤维母细胞瘤 1 例

一、病例摘要

本案例报道了 1 例罕见的巨大食管肿瘤，病变从胸部食管上段延伸至食管下段，长约 15 cm，手术成功切除病变并重建上消化道。术后病理证实为炎性肌纤维母细胞瘤。经文献检索，食管巨大炎性肌纤维母细胞瘤罕见。

二、诊疗过程

患者，男性，58 岁，因吞咽困难 5 个月于 2021 年 4 月入院。既往胃息肉病史 7 年，有吸烟史和饮酒史。PET-CT 检查示：食管壁增厚，食管旁纵行巨大占位性病变，长约 15 cm，横断面较宽处约 4 cm，食管全程扩张，多为偏良性或低度恶性肿瘤，为间质瘤或平滑肌瘤可能性大（图 2-6）。胃镜检查：食管上段可及一巨大肿块，占据 1/2 个管腔，表面光滑，内镜可通过（图 2-7）。超声胃镜：食管混合回声占位，考虑为间叶源性肿瘤？其他？（图 2-8）。食管肿块穿刺活检：见鳞状细胞及红细胞，未见肿瘤细胞。支气管镜检查：气管扭曲，黏膜未见明显异常（图 2-9）。完善相关检查，于 2021 年 4 月 7 日在全身麻醉下行颈胸腹三切口联合食管肿瘤切除+消化道重建（管状胃代食管），术中切除肿瘤，见肿瘤包膜完整，有明显瘤蒂起源于食管壁（图 2-10）。术后病理结果显示（图 2-11）：（食管）鳞状上皮乳头状瘤样增生，纤维组织瘤样增生，伴大量淋巴细胞、浆细胞浸润，局灶黏液样改变，考虑炎性肌纤维母细胞瘤。免疫组化：CK-Pan(−)，CD34(−)，Bcl-2(+)，CD99(+)，CD117(−)，S100(−)，SMA(−)，Desmin(−)，ALK(−)。

三、病例特点分析与讨论

（一）食管罕见的肿瘤

炎性肌纤维母细胞瘤（炎症性肌纤维母细胞瘤）（inflammatory myofibroblastic tumor，IMT）是一种交界性肿瘤，具有恶性倾向，可在全身多个部位发生。消化系统 IMT 可发生于消化系统的任何部位，包括食管、胃、肠及肠系膜、腹膜及腹膜后、胰腺、肝脏和胆道等，腹腔是好发部位，尤其是肠系膜，发生于食管的 IMT 临床并不多见。食管 IMT 多位于食管下段，既往也有报道多发性 IMT。

（二）肿瘤病变累及食管范围较广

食管 IMT 病变常沿着食管纵向发展，累及范围可较广，一般在 10 cm 以上，周径 3~6 cm，本例病变上下长约 15 cm。因病变范围较长，其外科手术很难行局部切除，常需要行消化道重建。根据病变部位，可参考食管癌手术，选择性行胸腹两切口或颈胸腹三切口手术。本例患者因病变范围较长，且位置偏高，选择了三切口手术。

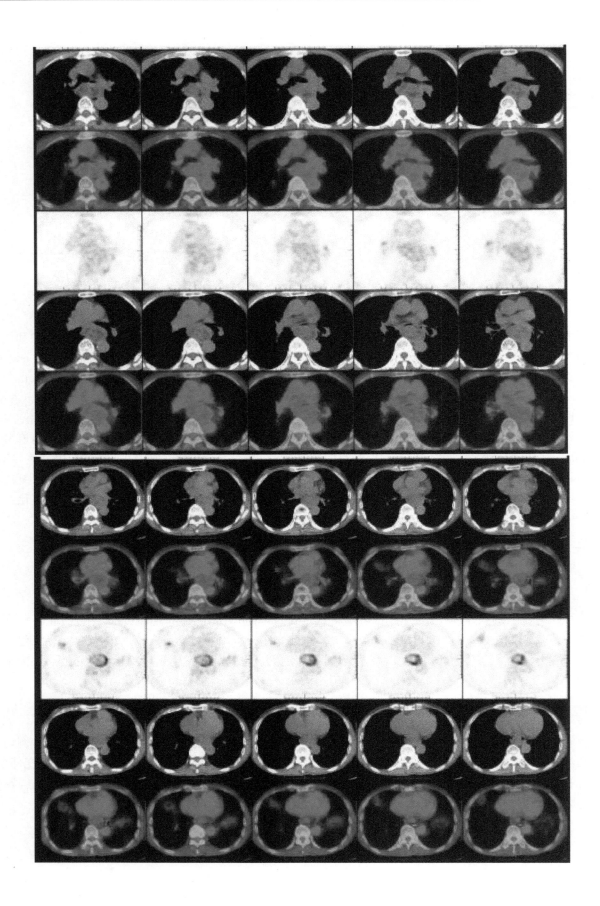

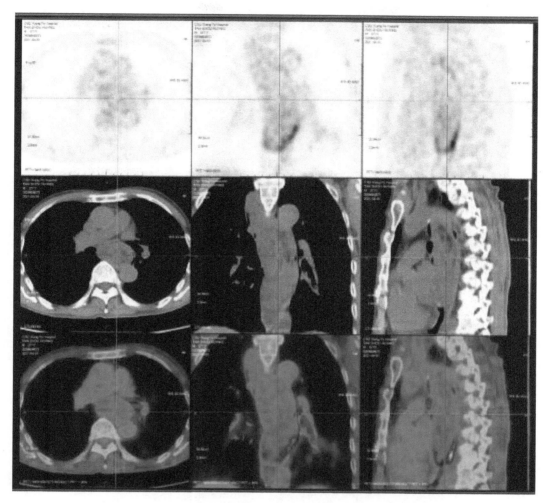

图 2-6　PET-CT 检查显示食管旁巨大纵向占位性病变，局部糖代谢增高

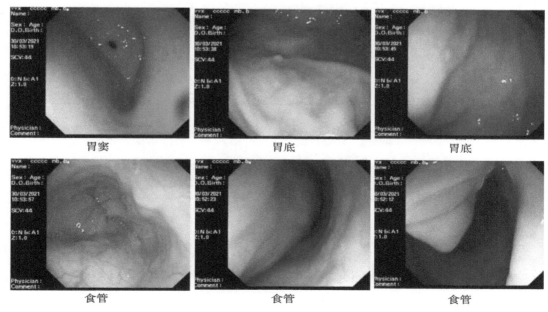

图 2-7　胃镜显示距门齿 20~37 cm 处见一巨大肿块，胃底多发息肉样改变

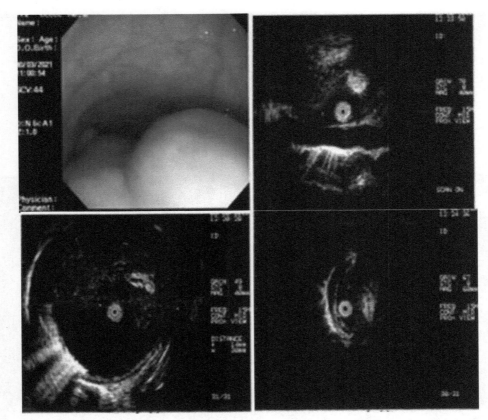

图 2-8 超声胃镜显示病灶来源于食管壁固有肌层，呈低回声光团夹杂高回声钙化声像，
浆膜层探查欠清，切面大小约 14 cm×30 cm

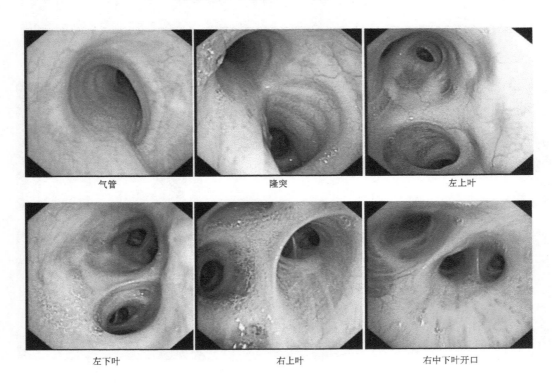

气管　　　　　　　　隆突　　　　　　　　左上叶

左下叶　　　　　　　右上叶　　　　　　右中下叶开口

图 2-9 支气管镜检查结果提示气管扭曲，黏膜光滑未见异常

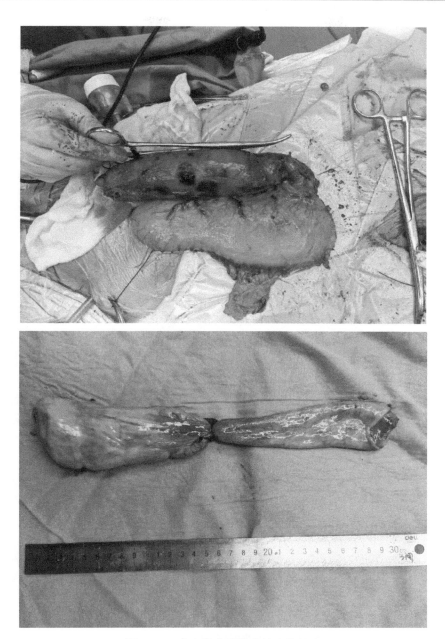

图 2-10 术中及术后肿瘤的大体标本

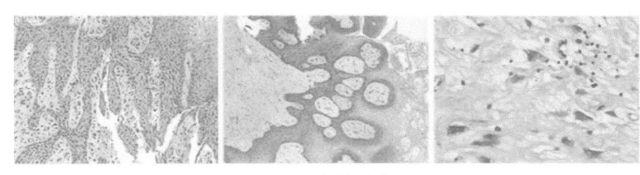

图 2-11 术后病理切片

四、知识点总结与教学应用

(一)炎性肌纤维母细胞瘤

1. 定义

炎性肌纤维母细胞瘤(炎症性肌纤维母细胞瘤)(inflammatory myofibroblastic tumor，IMT)2002 年被 WHO 定义为"由分化的肌纤维母细胞性梭形细胞组成，常伴大量浆细胞和/或淋巴细胞的一种间叶性肿瘤"，包括浆细胞肉芽肿、组织细胞瘤、纤维黄色瘤、炎性肌纤维组织细胞增生、黏液样错构瘤、假性淋巴瘤、炎性纤维肉瘤和炎性假瘤等，尤以炎性假瘤常见。IMT 是交界性肿瘤，有恶性倾向，少数可以复发和转移。IMT 可见于全身各处，最常见的部位为肺、大网膜和肠系膜，食管发病较为罕见，如果累及食管，患者可出现吞咽困难的临床症状。

2. 影像

IMT 可单发和多发，目前 IMT 的诊断主要靠 CT 检查，但 IMT 在 CT 上缺乏特异性改变，常表现为单发的软组织肿块影，也可多发，增强扫描可见均匀或不均匀中度至显著增强，常表现为向腔内或腔外生长的类圆形肿块，表面光滑，邻近食管壁正常，与周围组织边界清楚。同时向腔内外生长的肿块，肿瘤环绕食管壁生长，CT 表现为食管断面呈马蹄样软组织肿块，边界清楚，正常部分食管壁不增厚，肿瘤呈均匀轻度强化。食管内镜检查常见包膜完整的肿块，这些肿块占据了食管腔，食管黏膜表面可出现凸凹不平。

3. 病理

IMT 被描述为由肌纤维母细胞纺锤体细胞伴随浆细胞，淋巴细胞和嗜酸性粒细胞的炎性浸润组成的独特病变。免疫组化显示细胞对波形蛋白、平滑肌肌动蛋白和肌肉特异性肌动蛋白呈阳性，而对肌生成素、肌红蛋白、CD34、CD117(cKit)和 S100 呈阴性。

4. 治疗

对于单发 IMT，外科手术根治性切除是有效的治疗措施，根治性切除术和辅助疗法(放疗或化疗)仅用于具有积极生物学行为的 IMT，ALK 是未来的研究方向。但是，定期随访对于早期发现复发或转移非常重要。

(二)案例在临床教学中的应用

本案例可作为食管肿瘤相关知识的引导案例。通过本案例了解食管 IMT 的相关知识(临床表现、检查手段、外科治疗方式)，进而延伸到食管肿瘤的相关知识，尤其是食管良性肿瘤的外科治疗。

(三)案例思考与拓展

(1)思考：食管间质瘤、平滑肌瘤及 IMT 的鉴别和诊断。
(2)拓展及推荐学习：内镜下食管肿瘤的治疗进展(参考文献4)。

参考文献

[1]Fletcher C D M, Unni K K, Mertens F eds. World Health Organization classification oftumours. Pathology and genetics of tumours of soft tissue and bone. Lyon：IARC Press, 2002

[2]Fletcher C D. The evolving classification of soft tissuetumours－an update based on the new 2013 WHO classification[J]. Histopathology, 2014, 64(1)：2-11.

[3]Chen Y, Tang Y, Li H, et al. Inflammatory myofibroblastic tumor of the esophagus[J]. Ann Thorac Surg, 2010, s 89(2)：607-610.

[4]Corapçioǧlu F, Kargi A, Olgun N, et al. Inflammatory myofibroblastic tumor of the ileocecal mesentery mimicking abdominal lymphoma in childhood：report of two cases[J]. Surg Today, 2005, 35(8)：687-691.

[5]汤梦蝶，李学良. 食管黏膜下肿瘤的诊断及内镜下治疗进展[J]. 国际消化病杂志, 2015, 35(6)：378-381.

(肖霄雄，曾蔚，张位星)

第三节　巨大医源性食管瘘 1 例

一、病例摘要

案例报道了 1 例异位的食管旁支气管囊肿，手术后出现食管瘘，碘水造影显示瘘口长约 6 cm，经保守治疗 3 个月后完全愈合。经文献检索，关于长度超过 5 cm 的食管瘘保守治疗愈合的文献较少，本例巨大食管瘘的成功治疗，为临床治疗巨大食管瘘提供了宝贵的经验。

二、诊疗过程

患者，男，50 岁，反复背痛 1 年余，检查发现下后纵隔占位 1 个月入院。既往有胆囊切除手术史。胸部 CT 提示后纵隔下肺静脉水平食管旁有 4 cm×6 cm 大小类圆形软组织影，CT 值 47 Hu，增强后无明显强化（图 2-12）。食管超声胃镜：距门齿 32 cm，食管隆起，黏膜光滑，食管壁层次结构清晰完整，腔外可见无回声光团（图 2-13）。临床诊断：纵隔囊肿，食管源性可能。

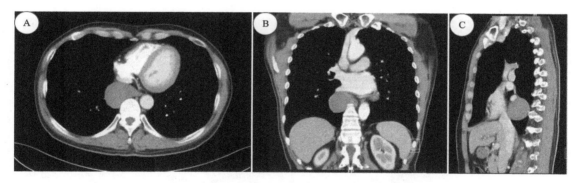

图 2-12　术前 CT 显示下纵隔食管旁类圆形低密度病灶

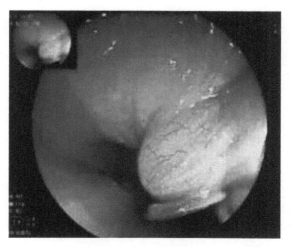

图 2-13　超声胃镜显示食管黏膜隆起并伴外压性改变

　　2019 年 8 月患者行胸腔镜右侧进胸纵隔囊肿切除术，术中探查见病变位于下段食管旁，与食管界限不清，手术无法完整剥除，打开囊壁，见乳白色囊液流出，手术切除大部分囊壁，囊腔予以电凝灼烧处理。术后第 2 天，患者右侧胸部胀痛，引流液浑浊，可见食物残渣，胸部 CT 提示右侧液气胸（图 2-14）。口服亚甲蓝提示存在食管瘘，上消化道碘水造影确诊手术区域有一长约 6 cm 的纵行食管瘘（图 2-15）。治疗上予以禁食禁饮、通畅引流、胃肠营养、预防感染等保守治疗 3 个月后，复查上消化道碘水造影（图 2-16）及胸部 CT（图 2-17）显示瘘口完全愈合，患者进食后无特殊不适，顺利出院。术后病理结果为支气管囊肿（图 2-18）。患者出院后半年复查，无明显进食梗阻等食管狭窄的表现。

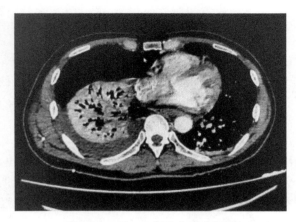

图 2-14　后 CT 显示右侧液气胸

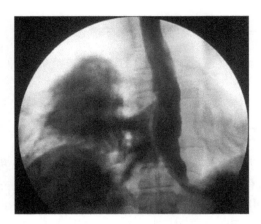

图 2-15　上消化道碘水造影提示巨大食管瘘，瘘口长约 6 cm

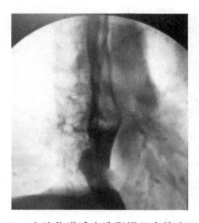

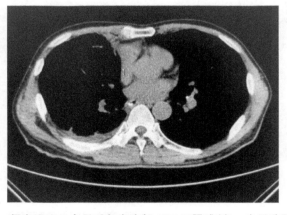

图 2-16　上消化道碘水造影提示食管瘘口愈合　　图 2-17　保守治疗 3 个月后复查胸部 CT（口服碘剂），未见造影剂外溢

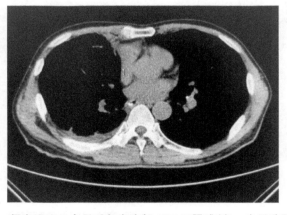

图 2-18　术后病理证实为支气管囊肿（HE 染色，×50）

三、病例特点分析与讨论

（一）异位支气管囊肿

支气管囊肿（bronchogenic cyst，BC）常位于气管、支气管旁或肺内，极少数位于其他部位。BC 的发生是由妊娠 26~40 天胚胎腹侧肺芽、气管支气管树出芽异常或晚出引起，占纵隔肿瘤的 10%~15%，占所有纵隔囊肿的 50%~60%。根据部位不同可分为五型：气管旁、隆突、食管旁、肺门、其他部位。其他部位的异位支气管囊肿比较罕见，可见于心包、胸膜、颈部、膈肌及腹膜后等。2018 年我们报道了一例膈肌旁的异位支气管囊肿。本案例即为食管旁型异位支气管囊肿，术前容易被误诊为食管囊肿，因此对于食管旁的低密度囊性病变，应警惕异位支气管囊肿可能。

（二）巨大食管瘘

本案例患者术后出现了医源性巨大食管瘘，瘘口长度大于 5 cm。单纯巨大食管瘘临床不多见，常见于外伤和胸部手术。巨大食管瘘常因为大量消化液漏至纵隔或胸膜腔而出现反复的感染而难以治愈，严重的患者可导致败血症、全身感染衰竭而死亡。

以"huge esophageal fistula"为关键词，通过 PubMed 检索文献，我们尚未检索到单纯瘘口大于 5 cm 的食管瘘报道，多数为气管-食管瘘的案例报道，而食管瘘口大于 5 cm 的案例亦罕见。因此，对于单纯巨大食管瘘的治疗，缺少临床经验。2009 年，何建行教授等报道了 3 例钝性胸部外伤引起的气管食管瘘的治疗经验，瘘口大小在 5.2~7.0 cm，通过胸段食管旷置替换缺损的气管膜部，胸骨后胃上提颈部吻合的消化道重建方式，3 例巨大气管食管瘘的患者均痊愈。内镜下支架封堵是治疗食管瘘或食管术后吻合口瘘的有效方式之一。但对大于 5 cm 的巨大食管瘘的支架封堵的治疗报道较少，且食管支架封堵存在支架移位、脱落、继发食管穿孔、排斥反应、取出困难、费用昂贵等缺陷。该案例患者通过保守治疗，6 cm 的纵行食管瘘口自行愈合，这提示大于 5 cm 的单纯食管瘘，保守治疗仍是有效的治疗办法之一。

四、知识点总结与教学应用

（一）食管瘘

1. 食管瘘的定义

食管瘘（esophageal fistula）是指各种原因所致食管与邻近器官的异常交通，如食管气管瘘、食管纵隔瘘、食管胸膜腔瘘、食管主动脉瘘等。

2. 食管胸膜腔瘘的危害

食管胸膜腔瘘的四大危害。

1）感染风险。食管胸膜腔瘘会继发胸膜腔内的感染和液气胸，进而引起肺不张和肺部感染可能，因此积极预防感染对于治疗食管胸膜腔瘘极为重要。

2）营养不良。食管瘘的患者在保守治疗期间，需要长期禁止经口进食，因为存在营养不良的风险。

3）出血风险。食管胸膜腔瘘如果不能及时引流或封堵瘘口，会导致消化道内容物反流到胸膜腔，包括胃酸的反流。长期的消化液刺激和炎症反应，可能导致纵隔内脏器腐蚀和血管出血，最为严重的是食管瘘激发主动脉瘘导致大出血而死亡。

4）心理障碍。患者对病情的未知及长期的禁食可能会导致患者产生不解和恐慌。

3. 处理原则

针对食管胸膜腔瘘可能带来的危害，临床处理原则包括：通畅引流，预防感染，加强营养，心理疏导。

（二）案例在临床教学中的应用

本案例可以作为纵隔肿瘤的知识点的引导案例，尤其是中纵隔肿瘤的学习。通过学习本案例，可以引申出纵隔相关知识，如纵隔的分区、纵隔肿瘤分类、纵隔肿瘤手术指征。

思政教育：本案例食管瘘为医源性食管瘘，从思政方面强调外科手术操作应谨慎，要时刻把患者的安全放在第一位。

（三）案例思考与拓展

（1）案例思考：食管瘘的外科修补指征。

（2）推荐学习：支气管囊肿外科治疗方式及异位支气管囊肿分类。

声明：

本案例已发表在《临床外科杂志》。林航，张恒，张春芳，程远大.异位支气管囊肿术后并发 6 cm 长食管瘘自愈一例.临床外科杂志，2022，30（11）：1047−1048.

参考文献

［1］McAdams H P，Kirejczyk W M，Rosado−de−Christenson M L，et al. Bronchogenic cyst：imaging features with clinical and histopathologic correlation［J］. Radiology，2000，217（2）：441−446.

［2］Mawatari T，Itoh T，Hachiro Y，et al. Large bronchial cyst causing compression of the left atrium［J］. AnnThorac Cardiovasc Surg，2003，9（4）：261−263.

［3］Limaiem F，Mlika M. Bronchogenic Cyst. 2021 Jul 20. In：StatPearls［Internet］. Treasure Island （FL）：StatPearls Publishing；2021 Jan−PMID：30725658.

［4］Cheng Y，Gao Y，Juma A N，et al. Delayed Bleeding of Coronary Artery after ThoracoscopicIntradiaphragmatic Bronchogenic Cyst Resection［J］. Zhongguo Fei Ai Za Zhi，2018，21（8）：649−651.

［5］Kim B W，Cho S H，Rha S E，et al. Esophagomediastinal fistula and esophageal stricture as a complication of esophageal candidiasis：a case report［J］. Gastrointestinal endoscopy，2000，52（6）：772−775.

［6］Rizzo G，Fancellu A，Porcu A. Endoscopic treatment of an esophagomediastinal fistula arising from a perforated ulcer in Zenker's diverticulum［J］. Updates in surgery，2021，73（6）：2385−2388.

［7］Zhu C，Wang S，You Y，et al. Risk Factors for Esophageal Fistula in Esophageal Cancer Patients Treated with Radiotherapy：A Systematic Review and Meta−Analysis［J］. Oncol Res Treat，2020，43（1−2）：34−41.

［8］He J，Chen M，Shao W，et al. Surgical Management Of 3 CasesWith Huge Tracheoesophageal Fistula With Esophagus Segment in situ As Replacement Of The Posterior Membranous Wall Of The Trachea［J］. J Thorac Dis，2009，1（1）：39−45.

［9］Iglesias Jorquera E，Egea Valenzuela J，Serrano Jiménez A，et al. Endoscopic treatment of postoperative esophagogastric leaks with fully covered self−expanding metal stents［J］. Rev EspEnferm Dig，2021，113（1）：14−22.

［10］Bi Y，Li J，Yu Z，et al. Modified Type of Double−Covered Self−Expandable Segmental Metallic Stents for Palliation of Esophageal Fistula［J］. JLaparoendosc Adv Surg Tech A，2019，29（7）：875−879.

［11］林航，张恒，张春芳，等.异位支气管囊肿术后并发 6 cm 长食管瘘自愈一例［J］.临床外科杂志，2022，30（11）：1047−1048

（程远大，张恒，张春芳）

第四节　食管铜条异物 2 例

一、病例摘要

食管异物并非罕见，胸痛是食管异物最常见的症状，常见的食管异物有鱼刺、枣核、骨头等，还有一些比较少见的食管异物，关于铜条作为食管异物的报道并不多见，本案例报道了两例铜条食管异物。该两例患者有着相似的异物，但病程、病情却大为不同。

二、诊疗经过

病例 1

患者，35 岁，男性，因吞食异物（铜条）后胸骨后不适 2 天入院，患者无发热、吞咽困难、便血等，既往有吸毒史。入院后胸片检查提示：纵隔区域可见一长条状高密度影（图 2-19），但是胃镜检查并未发现明显异物残留及黏膜损伤。CT 检查示：纵隔内脊柱前方食管旁可见高密度异物影，双肺多发结节影，性质待定（图 2-20）。完善相关检查后，于 2015 年 8 月 13 日在全身麻醉下行胸腔镜纵隔异物取出术。术中探查见，纵隔呈暗红色，炎性水肿改变，异物（铜条）位于纵隔内，完全游离于食管腔外（图 2-21），打开纵隔胸膜，找到铜条的下极，小心取出铜条（图 2-22）。为明确食管是否有损伤及损伤的位置，我们术中通过胃管注入亚甲蓝，术中未见明显蓝色改变，留置胃管后，常规关胸。术后禁食、禁饮，术后第 2 天复查胸片示患者胸腔内情况良好（图 2-23）。为再次明确是否存在食管穿透性损伤，术后嘱患者口服亚甲蓝，结果仍未见明显蓝色胸腔引流液。在保守治疗期间，建议患者继续禁食、禁饮，但因患者既往有吸毒史，医嘱依从性较差，患者于术后第 3 天自行拔出胃管并进食，进食后患者并未诉特殊不适，无发热，血常规结果正常。患者强烈要求出院，告知其相关注意事项后，予以办理出院手续。出院后 1 个月随访，患者情况良好。

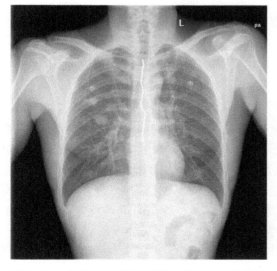

图 2-19　术前胸片显示纵隔见一长条状高密度影

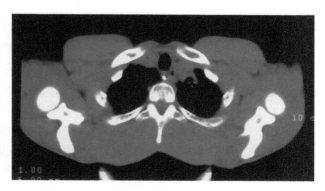

图 2-20　CT 提示后纵隔食管腔外见高密度影

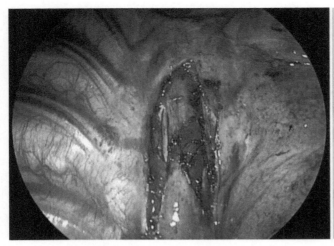

图 2-21　术中见异物完全游离于食管腔外

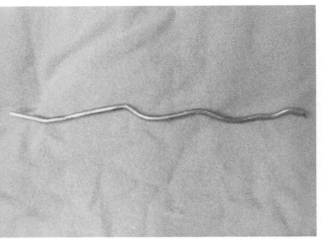

图 2-22　术中取出的异物(铜条)

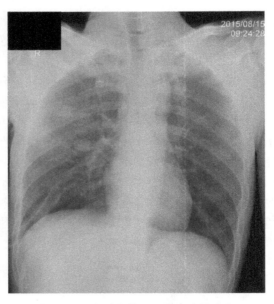

图 2-23　术后胸片显示高密度影消失

病例 2

患者,女性,34 岁,因胸骨后剧痛 7 天急诊入院,无发热、呕血、便血、呼吸困难等,既往有吸毒史。入院后胸片检查与病例 1 相似,可见纵隔区长条状高密度影(图 2-24)。追问病史,自诉 7 年前曾吞食一根铜条。胸部的增强 CT 和三维重建检查提示,铜条仍位于食管腔内,但铜条的前端已穿透食管壁,可能嵌在主动脉壁内(图 2-25)。情况危急,随时有主动脉破裂大出血可能。因不排除铜条的前端穿透食管嵌入主动脉可能,考虑风险较大,暂未予内镜下取出。经讨论后,我们于 2015 年 11 月 11 日成功地实施了介入和内镜联合的杂交手术,即先介入下行主动脉覆膜支架植入术,后在内镜下行食管异物取出术(图 2-26)。手术顺利,无明显出血,内镜取出铜条后见食管黏膜轻度损伤,炎症较局限。术后 3 天,上消化道造影未见明显食管瘘,嘱患者开始进食,患者无明显不适,次日出院。经随访患者目前恢复良好。

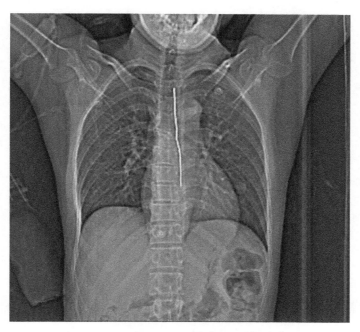

图 2-24　术前胸片显示纵隔长条状高密度影

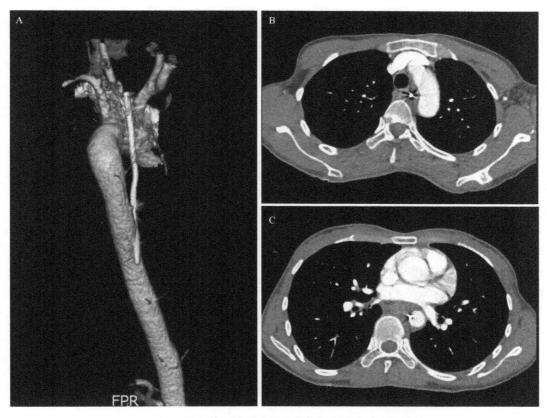

图 2-25　CT 及血管三维重建显示异物与主动脉壁之间的关系

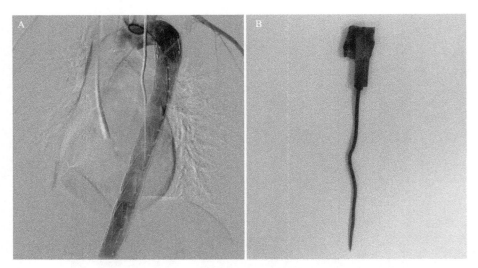

图 2-26　A. 血管内置入腹膜支架；B. 取出的异物（铜条）

三、病例特点分析与讨论

本文两例患者均有吸毒史且术后证实食管异物均为铜条，不同的是病例1吞食2天后铜条即穿透食管消化道完全移位至纵隔内形成纵隔异物，病例2铜条在食管内稳定残留7年。

首先，病例1有明确吞食异物史，但内镜下并未发现明显的食管黏膜损伤或炎性病变，且亚甲蓝试验均未提示食管有明显的穿孔性损伤，可能的原因是患者就诊时为吞食异物后的第2天，食管穿孔处微小，黏膜已愈合且异物相对干净，未引起食管黏膜和纵隔的明显感染；其次，食管穿孔位置较高，如位于食管入口或颈部食管，内镜忽略了食管的病变，行亚甲蓝试验时因食管穿孔处位于颈部或位于胸腔上部，其周围的纵隔胸膜未完全打开，表现为假阴性；最后，铜条有可能通过咽喉部嵌插进入气管食管间隙，再随着食管的蠕动移位至纵隔，需要用喉镜进一步确诊咽部是否存在损伤，然而无法得知该患者的铜条异物是如何进入纵隔内的。

病例2胸部CT和血管三维重建扫描高度提示异物可能已穿透食管壁嵌插至主动脉壁内，但因CT上伪影的影响和三维重建的误差，无法准确判定铜条尖端的位置。内镜下直接取出铜条，存在食管主动脉瘘的风险。手术选择了介入和内镜联合的杂交手术，从而避免了主动脉损伤出血的风险。从术后取出铜条后的胃镜描述来看，食管黏膜轻度损伤，炎症较局限，因此，主动脉壁可能并未受到损伤。

我国学者把食管异物损伤分为4级，Ⅰ级为食管壁非穿透性损伤；Ⅱ级为食管壁穿透性损伤，伴局限性食管周围炎或纵隔炎，炎症局限且较轻；Ⅲ级为食管壁穿透性损伤，并发严重的胸内感染；Ⅳ级为濒危出血型，食管穿孔损伤累及主动脉，发生难免的致命性大出血，据统计Ⅳ级致死率高达90%。根据上述分类，例1属于Ⅱ级，例2可能是Ⅰ级或Ⅳ级。食管异物继发穿孔的概率约9.2%，食管穿孔的患者中17%由食管异物引起。不同类型的食管穿孔或损伤如何处理，是需要保守治疗、覆膜支架置入还是积极手术修补等，目前仍无明确的统一的标准。

四、知识点总结与教学应用

（一）食管异物

1. 常见食管异物有哪些？

常见的食管异物有鱼刺、枣核、骨头等，还有一些比较少见的食管异物。

2. 哪些人群容易发生食管异物？

Stiles 等把容易发生食管异物的人群分为6类，包括：老年人、儿童、酗酒者、罪犯、智力障碍者及精神病患者，吸毒者、罪犯者多为故意吞食刀片、钢丝、钥匙扣等。

3.食管异物处理原则

多数食管异物可自行排除而不需要处理，如果食管异物嵌顿需要急诊取出。处理原则如下：首先禁食，全肠外营养；首选内镜下治疗；

对于内镜取出失败或异物穿孔进入纵隔或者胸膜腔内者，需要手术治疗。

（二）案例在临床教学中的应用

本案例可作为食管异物临床教学的引导案例。通过学习本案例，认识并总结了常见的食管异物、特殊食管异物（条形金属异物）的特点，以及患者群的特点（吸毒史），为临床诊疗提供了积累经验。

强调多学科协作联合的重要性，化险为夷（病例2）。

（三）案例思考与拓展

思考：病例1中食管异物是如何进入纵隔的？

声明：

该案例已发表在《中华胸心血管外科杂志》。程远大，高阳，张春芳. 2 例铜条食管异物患者的异同. 中华胸心血管外科杂志，2017，33（5）：304-305.

参考文献

[1]STILES B M，WILSON W H，BRIDGES M A，et al. Denture esophageal impaction refractory to endoscopic removal in a psychiatric patient[J]. J Emerg Med. 2000，18：323-326.

[2]廖虎，刘伦旭.成人食管异物阻塞的诊断与治疗[J]. 中国胸心血管外科临床杂志，2019，26（4）：404-407.

[3]昌盛，程邦昌，黄杰，等. 胸内食管异物损伤病变的分级和外科治疗[J]. 中华外科杂志，2006：44（6）：409-411.

[4]KIM J E，RYOO S M，KIM Y J，et al. Incidence and Clinical Features of Esophageal Perforation Caused by Ingested Foreign Body[J]. Korean J Gastroenterol. 2015，66（5）：255-260.

[5]ABU-DAFF S，SHAMJI F，IVANOVIC J，et al. Esophagectomy in esophageal perforations：an analysis[J]. Dis Esophagus，2016，29（1）：34-40.

[6]EL HAJJ II，IMPERIALE T F，REX D K，et al. Treatment of esophageal leaks，fistulae，and perforations with temporary stents：evaluation of efficacy，adverse events，and factors associated with successful outcomes[J]. Gastrointest Endosc，2014；79（4）：589-598.

[7]廖虎，刘伦旭.成人食管异物阻塞的诊断与治疗[J]. 中国胸心血管外科临床杂志，2019，26（4）：404-407.

[8]程远大，高阳，张春芳. 2 例铜条食管异物患者的异同. 中华胸心血管外科杂志[J]，2017，33（5）：304-305.

（程远大，高阳，张春芳）

第五节　先天性短食道 1 例

一、案例摘要

本节报道了一例 14 岁患者，既往 6 岁时因食管裂孔疝行修补手术，考虑膈疝复发就诊，术中探查发现为先天性短食道。

二、诊疗经过

患儿，女性，14 岁，因"体检发现膈疝 1 周"于 2014-12-14 入院。外院 CT 检查示：两肺未见明显异常，考虑食管裂孔疝。患儿无反酸、嗳气、腹痛、腹胀等症状，以膈疝收入治疗。入院后追问患者家属病史，曾于 9 年前(6 岁时)因膈疝在当地医院就诊，诊断为先天性食管裂孔疝(congenital hiatus hernia，CHH)，并行食管裂孔疝修补术。入院后完善术前检查，胸片提示食管裂孔疝可能。复查 CT 提示：右侧膈疝，可见胃及部分肠管、系膜疝入其内(图 2-27)。胃镜检查：胃折叠。X 线检查：胃及部分肠管完全疝入胸腔，并形成完全性右侧胸腔胃(图 2-28A)。上消化道钡餐检查提示膈疝(图 2-28B)。结合病史及术前辅助检查，术前考虑为食管裂孔疝，并怀疑为以往手术修补后复发引起。全身麻醉下手术治疗，但术中游离食管后发现食管明显缩短，贲门位于下肺静脉水平(图 2-29)，胃及部分肠管疝入右侧胸腔，难以还纳，若强行还纳，手术风险及难度极大且患儿预后不良，告知家属后其决定放弃手术。术后未出现肠梗阻症状，恢复良好，顺利出院。

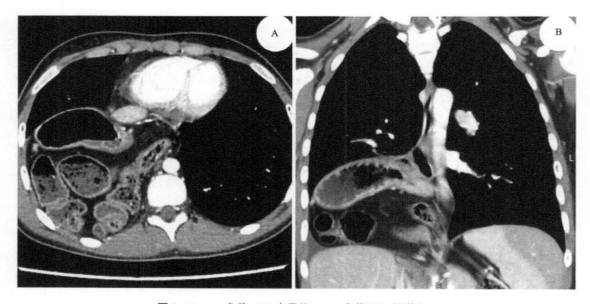

图 2-27　A. 术前 CT(水平位)；B. 术前 CT(冠状位)

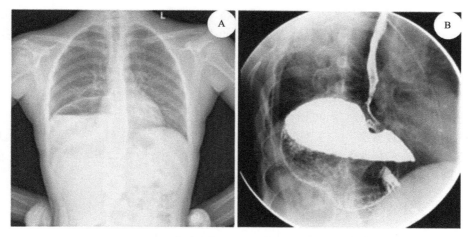

图 2-28 A.术前胸部 X 线片；B.消化道碘水造影

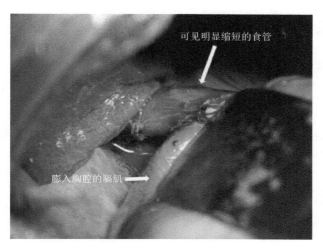

图 2-29 术中情况

三、病例特点分析与讨论

本例特点：首先先天性短食道临床少见；其次是术前误诊为膈疝进行了手术，手术未能取得较好的效果。

(一)误诊原因分析

本病例误诊有多方面的原因。首先，患者既往有膈疝修补病史，当时诊断为 CHH，极易使本次误诊为 CHH 复发。其次，患者首次手术时年龄较小，术者难以发现先天性短食道(congenital short esophagus, CSE)，而诊断为 CHH 并行膈疝修补术，致使食管并未随年龄增长而变长，食管牵拉胃部导致上提，甚至形成了完全性胸腔胃。此外，患者术后长期未进行复查，能提供的临床证据并不充足，这也是导致误诊的原因。而本次入院时医生未考虑可能存在短食管的问题，也是导致误诊的另一因素。以上原因导致术前误认为是 CHH 复发，术中却证实并非如此，从而造成误诊。

(二)CSE 与 CHH 鉴别诊断

膈疝是由胃的一部分经过膈肌裂孔持久地或反复地突入膈上或胸腔所致。膈疝最常见的病因为食管裂孔疝，占膈疝产生原因的 90%。CHH 是环绕食管的膈肌脚发育异常，部分腹内器官经扩大的食管裂孔疝入胸腔所致。CSE 为食管长度先天性较短，致使胃疝入胸腔，X 线检查时可见膈肌之上出现胃泡影像。CSE 是临床罕见疾病，文献报道极少。临床上二者均可表现为反酸、嗳气、呕吐等消化道反流症状，气促、肺部感染等肺部症状，以及长期营养不良、消瘦等全身症状。CSE 与 CHH 在影像学及临床表现上并无明显差异，尤其是二者引起的完全性胸腔胃，贲门均位于膈上水平，钡餐检查均提示食管长度缩短，单凭影像学检查和临床表现难以区别。但通过术前胃镜测量并关注食管长度，以及术中先使用小切口胸腔镜分离并明确短食管情况，可以帮助进行鉴别。

先天性短食道容易与食管裂孔疝 I 型混淆，临床上应注意两者的鉴别。主要鉴别点：①先天性短食道发病年龄偏小，而食管裂孔疝多见于老年人；②先天性短食道者胃一直上抬在胸腔内，而食管裂孔疝有可能恢复到腹腔内。

（三）误诊预防

对于膈疝患者，必须考虑 CSE 的可能。术前应有意识地通过各种辅助检查排除 CSE 可能，尤其是对有膈疝修补术史的患儿新发膈疝，切勿单纯认为是食管裂孔疝复发，应怀疑是否有食管过短的可能，以免盲目开胸造成患者痛苦。对于术前辅助检查不能明确进行鉴别的患者，可考虑在胸腔镜下先行食管游离，以排除 CSE，避免盲目做大切口的开放手术给患者带来痛苦。

四、知识点总结与教学应用

（一）膈疝

膈疝（diaphragmatic hernia，DH）分为先天性膈疝和后天性膈疝。后天性的膈疝常见的原因是外伤，先天性的膈疝主要是由于膈肌发育不全，最常见的是左侧后外侧先天性膈疝。常见先天性膈疝发生部位及概如图 2-30 所示。

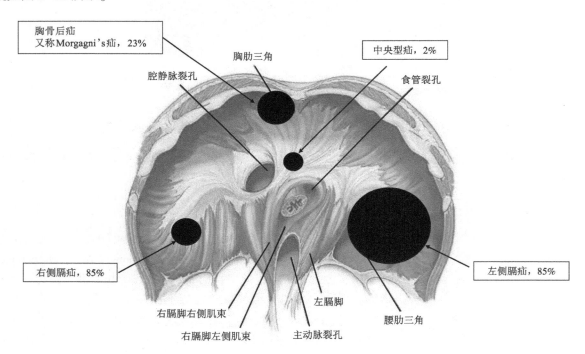

图 2-30　先天性膈疝发生部位及概率

食管裂孔疝(hiatus hernia, HH)是膈疝的一种特殊类型, 占膈疝发生原因的90%。HH是环绕食管的膈肌脚发育异常, 或随着年龄增长, 此处的结缔组织松弛, 导致在腹压增大的时候, 部分腹内器官经扩大的食管裂孔疝入胸腔或纵隔所致。

食管裂孔疝根据疝内容物的不同可分为4种不同的类型(图2-31):

滑动型裂孔疝(Ⅰ型)(sliding hiatal hernia), 此型最常见, 约占全部裂孔疝病例的90%。此型裂孔疝的改变是食管裂孔开口直径扩大, 膈食管膜延长变薄, 致胃贲门能向上滑入裂孔, 继而进入胸腔。此型如不合并反流性食管炎, 则多无临床意义。

食管旁疝(Ⅱ型)(Paraesophageal hernia), 此型少见, 约占全部裂孔疝的2%, 由于腹内脏器疝入胸腔, 故有重要的临床意义。此疝的膈食管膜有缺损, 通常在裂孔左前方, 一般通过此缺损会形成真正的疝囊, 突入胸腔或纵隔。后期, 全胃均可疝入胸腔, 而贲门仍被膈食管膜固定远处, 疝入胸腔的胃可发生旋转、扭转、梗阻和较窄, 存在嵌顿坏死的风险。

混合型食管裂孔疝(Ⅲ型), Ⅰ型+Ⅱ型。

多器官裂孔疝(Ⅳ型), 多个腹部脏器, 如结肠、小肠同时进入食管旁疝囊。

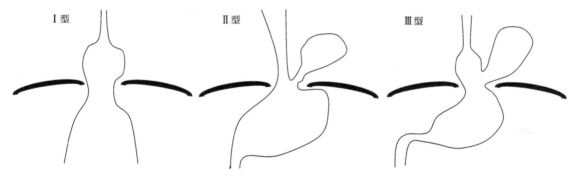

图2-31　食管裂孔疝的三种分型

(二)案例在临床教学中的应用

本案例可以作为膈疝, 尤其是食管裂孔疝的引导案例。通过本案例学习, 掌握膈疝的定义, 尤其是食管裂孔疝的定义和分类。

了解先天性短食的概念及与食管裂孔疝的鉴别。

思政教育: 认真严肃对待患者既往病史, 该患者既往在当地已行膈疝修补手术, 本次手术前是否详细了解和收集上次手术的资料, 及上次手术的探查情况。盲目的手术探查, 只会给患者带来更大的创伤。

(三)案例思考与拓展

(1)思考: 膈肌的解剖结构及附着点。

(2)推荐学习文献——食管裂孔疝的危险因素、诊断和处理。

Yu H X, Han C S, Xue J R, et al. Esophageal hiatal hernia: risk, diagnosis and management. Expert Rev Gastroenterol Hepatol. 2018, 12(4): 319-329.

声明:

本案例已发表在《中国实用外科杂志》。刘元奇, 张春芳. 先天性短食管误诊1例报告. 中国实用外科杂志, 2015, 11(3 5): 1257-1258.

参考文献

[1]刘新民. 内科学[M]. 北京：军事医学科学出版社，2008：656.

[2]顾恺时. 胸心外科手术学[M]. 上海：上海科学技术出版社，2003：1001-1004.

[3]田文. 食管裂孔疝诊治中值得关注的几个问题[J]. 中国实用外科杂志，2012，32(6)：438-440.

[4]蔡奕欣，廖永德，付向宁，等. 先天性食管裂孔疝所致胸腔胃误诊为先天性短食管致胸腔胃[J]. 临床误诊误治，2012，25(2)：1-3.

[5]刘元奇，张春芳. 先天性短食管误诊 1 例报告[J]. 中国实用外科杂志，2015，11(35)：1257-1258.

[6]陈孝平，汪建平，赵继宗. 外科学[M]. 9 版. 北京：人民卫生出版社，2018.

[7]张志庸. 协和胸外科学[M]. 2 版. 北京：科学出版社，2010.

（艾燕，程远大，张春芳）

第六节　食管支气管瘘 1 例

一、病例摘要

本文报道了 1 例食管右下肺支气管瘘老年女性患者。手术采用左侧入路进胸，通过游离食管瘘口的近端和远端的正常食管，使用直线切割缝合器，闭合食管与右下肺支气管瘘之间的窦道组织。患者术后出现食管瘘，予以介入下留置十二指肠营养管，后患者反复出现消化道出血，最终因失血性休克死亡。

二、诊疗过程

患者，女，63 岁，反复进食后呛咳 60 余年。既往有肺结核病史。2020 年胸部 CT 提示右下肺团块状病变，考虑感染（图 2-32）。支气管镜检查显示右下肺基底段支气管，管腔黏膜肿胀（图 2-33）。患者经积极抗感染治疗，症状好转。

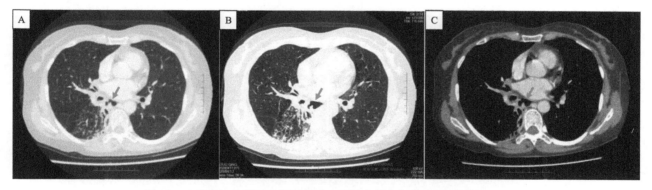

图 2-32　胸部 CT 提示右下肺感染，可见食管支气管瘘（红色箭头处）

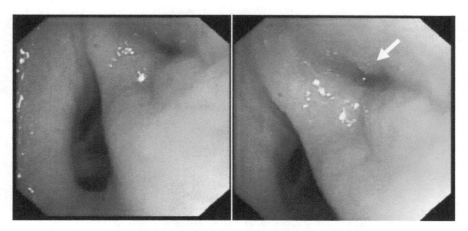

图 2-33　支气管镜检查提示右下肺支气管腔黏膜肿胀，可疑瘘口

2022 年食管镜检查考虑食管支气管瘘，予以食管覆膜支架封堵治疗。1 个月后，支架脱落，患者再次出现反复咳嗽、进食后呛咳，予以保守治疗。2024 年患者因反复咳嗽、进食后呛咳加重，再次就诊，于 2024 年行消化道造影，提示食管中段右后壁纵隔瘘并窦腔形成（图 2-34）。

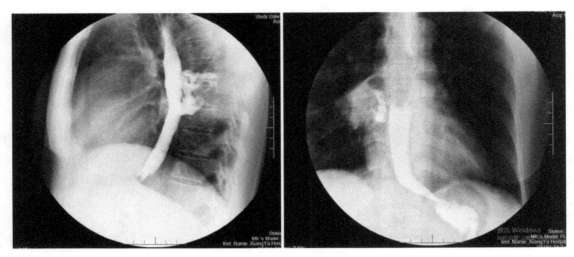

图 2-34　消化道碘水造影提示食管瘘

在与患者及家属充分沟通后，于 2024 年 5 月 17 日行食管支气管瘘修补术。手术采用左侧入路进胸，游离食管中下段，分别游离食管瘘口近远端的正常食管，使用内镜下直线切割缝合器，靠近食管离断食管支气管瘘窦道及邻近的组织，术后留置胃管（图 2-35）。

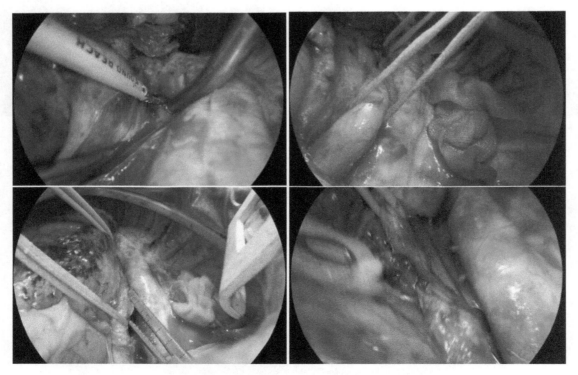

图 2-35　术中游离食管，使用切割缝合器处理窦道

术后 3 天，患者少量咯血，呈暗红色。术后第 4 天(5 月 21 日)予以患者口服美兰，胸腔引流管未见蓝色液体引出，经胃管予以肠内营养，次日见胸腔引流管营养液流出，考虑胸腔食管瘘。5 月 27 日介入下留置十二指肠营养管，造影显示十二指肠营养管的位置良好，造影剂注入后随肠管向远端蠕动良好(图 2-36)。

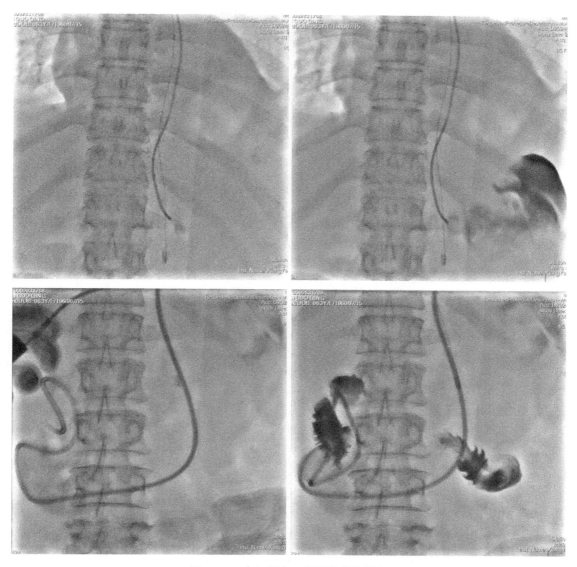

图 2-36 介入下十二指肠营养管置入

置入营养管后，患者胃管内流出少量血性液体，出现少量黑便伴腹胀，治疗上予以护胃、抑酸、止血、补液、加强营养、调节肠道菌群等对症支持治疗，后患者症状好转。6 月 3 日，予以肠内营养时，患者自感腹痛不适，伴黑便，故减少肠内营养速度和剂量。患者于 6 月 4 日复查胸部 CT(图 2-37)，结果提示左侧包裹性积液，双肺感染。

治疗上，予以左侧胸腔穿刺置管引流，加强抗感染，间断调整肠内营养速度和剂量，补充静脉营养，维持水电解质平衡等对症支持治疗，患者症状缓解。经肠内营养可基本满足患者自身营养需求。经与患者及家属充分沟通病情，告知相关注意事项后，患者于 2024 年 6 月 7 日出院。出院后 2 天，患者突发大量便血，鲜血便，于 2024 年 6 月 10 日急诊就诊，但最终因失血性休克和脏器功能衰竭而死亡。

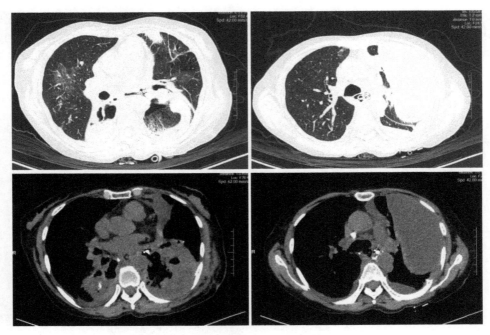

图 2-37　术后胸部 CT 复查

三、病例特点分析与讨论

　　该病例是 1 例典型的食管气管瘘，其病史较长，无法明确是先天性食管气管瘘还是继发性。成人先天性食管支气管瘘极易误诊。根据病史，长期慢性咳嗽及进食后呛咳，支持该患者可能存在先天性食管气管瘘。患者的主要症状是反复肺部感染及进食后呛咳，其症状的主要根源在于食管瘘口。治疗上如果能封闭食管瘘口，肺部感染有可能得到控制。患者 2 年前曾接受食管覆膜支架置入手术，但因覆膜支架滑脱，未达到治疗效果。覆膜支架滑脱的原因，一是食管本身具有蠕动和消化功能，其自身的蠕动会影响支架的移位；二是支架尺寸的选择也是重要的因素，支架尺寸选择较小，也会导致支架移位。

　　该患者选择的外科手术治疗，手术未采用传统的右侧进胸切除右下肺并同期修补瘘口的方式，而是采用左侧入路的进胸方式。该手术入路的优点：一是经左侧进胸，避开了右侧胸腔可能因为长期右下肺感染而出现胸膜腔闭锁；二是既往报道经患侧胸腔入路，胸腔基本有不同程度粘连，且容易出血，出血量在 200～1000 mL 不等；三是长期的食管支气管瘘周围存在长期慢性炎症和感染，同期修补困难较大，再次瘘的风险极高；四是食管支气管瘘的根源在于食管瘘，关闭食管瘘口即可解决食管支气管瘘的问题，右下肺的感染可能会慢慢得到控制，从而保留右下肺的功能。对于如何闭合食管瘘，该病例选择游离食管瘘口近远端的正常食管，保留了食管瘘口附近的大块组织，采用直线切割闭合器处理的方式，具有一定的创新性（图 2-38）。国内胸外科专家杨

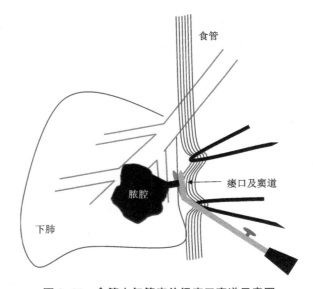

图 2-38　食管支气管瘘关闭瘘口窦道示意图

光煜教授在食管支气管瘘方面积极推广此法，并积累了大量临床经验。

　　该患者术后早期出现食管瘘，原因来自多方面。一方面是因为长期的慢性感染，导致瘘口闭合后容易出现组织坏死破溃，再次出现食管瘘；另一方面是手术因素，采用直线切割缝合器对窦道进行闭合，需要精准闭合，要求闭合瘘口的位置，同时还要闭合窦道周围部分食管壁。胃镜引导有助于增加瘘口闭合的概率。

　　患者术后的便血及后续的消化道大量出血原因不明。术前患者无明确的消化系统溃疡病史。术后早期阶段出现少量咯血，胃管引流出少量暗黑色积血，主要考虑瘘口闭合处的出血可能。在十二指肠营养管置入后，患者再次出血少量呕血和黑便，且肠内营养时出现腹痛不适，消化系统的出血是否与营养管有关尚无法明确。但在十二指肠营养管置入时，造影显示其位置和通畅性良好。目前，对于消化道出血的原因仍不得而知。

四、知识点总结与教学应用

（一）知识点——食管支气管瘘

1. 食管气管/支气管瘘原因及分类

食管气管瘘（esophagotracheal fistula）是由各种良恶性因素导致食管与气管和（或）支气管之间破溃形成的病理性交通。可分为先天性和后天性。

先天性食管气管瘘多合并其他先天性畸形，如心血管、泌尿生殖系统和肺发育不全。大多数为散发性，仅少数有家族史。

后天性、多见于晚期食管癌、食管异物、气管切开损伤气管后壁、胸外伤、器械损伤（食管镜手术）、食管腐蚀伤。

2. 食管气管/支气管瘘的临床表现

典型临床表现：可表现为饮水或进食时剧烈咳嗽，可伴有咳痰增多或发热。

3. 食管气管/支气管瘘的治疗

食管气管瘘是胸外科少见但极为凶险的术后并发症之一。绝大部分医源性食管气管瘘继发于食管癌术后的吻合口瘘。此病病情复杂多样，病死率高，属胸外科治疗难点，其关键在于瘘的修补方法，目前缺少统一的原则或共识。食管气管瘘的修补方法主要有介入下支架置入法和手术修补法。

1）内镜介入治疗：食管支架及气管支架封堵瘘口可以迅速恢复消化道或呼吸道的完整性，快速缓解症状。该方法创伤小、操作简单、短期较为安全，已成为食管气管瘘的重要治疗方法。

关键：支架的选择。

2）外科手术治疗：外科手术主要以食管气管瘘切除修补术为基础，即瘘管切除后，分别做食管瘘修补和气管/支气管瘘修补。

关键：瘘口的封闭。

（二）案例在临床教学中的应用

（1）本案例可作为食管气管/支气管瘘知识点的引导案例，通过本案例的学习引导学生掌握食管气管/支气管瘘的概念、临床表现及治疗。同时可以引申到食管癌的知识点上，尤其是食管癌术后并发症吻合口的介绍。

（2）思政教育：不放过临床上的任何一个症状，它都有可能是患者下一步病情变化的预警，做一个留心观察的人，或许你就能挽救一条生命。该患者在消化道大出血前，已有消化道出血的表现，包括胃管内的血性引流液及黑便等，如果能进行更多的检查、治疗或观察，是不是会有不一样的结局？

(三)案例思考与拓展

(1)该患者消化道出血的部位是哪里?

(2)该患者消化道出血与十二指肠营养管是否相关?

(3)该患者的食管支气管瘘是先天性还是后天性?

(4)食管支气管瘘的治疗进展有哪些?

参考文献

[1]张志庸. 协和胸外科学[M]. 2版. 北京:科学出版社,2010.

[2]许林. 食管气管瘘的治疗新进展[J]. 中华实验外科杂志,2022,39(8):1436-1438.

[3]张宝石,周乃康,俞建琦,等. 成人先天性食管支气管瘘的诊断及外科治疗[J]. 中华外科杂志,2011,49(6):539-541.

[4]俞建琦,张宝石,刘颖,等. 成人先天性食管支气管瘘的临床特点及外科治疗[J]. 胃肠病学和肝病学杂志,2010, 19(11):1012-1013.

[5]郭伟,赵建强,谈进. 成人先天性食管支气管瘘误诊分析[J]. 江苏医药,2004,30(3):237.

(程远大,李小燕,周卧龙,张恒)

第三章

胸腔孤立性纤维瘤

第一节 胸腔巨大孤立性纤维瘤 1 例

一、病例摘要

本案例报道了 1 例中年男性,反复咳嗽、气促,检查发现左侧胸腔罕见巨大肿瘤占位(直径大于 30 cm),纵隔完全右侧偏移,肺组织受压不见。经手术完整切除,术后患侧肺功能恢复正常。病理证实为巨大孤立性纤维瘤。

二、诊疗过程

患者,男,35 岁,因咳嗽 1 年、气促 5 个月入院。既往体健。查体:生命体征平稳,气管右移,左侧胸廓饱满,胸骨无压痛,左肺叩诊呈实音,右肺叩诊呈清音,左肺呼吸音极低,右肺呼吸音清,双肺未闻及明显干湿性啰音。心尖搏动于右侧第 5 肋间胸骨旁 1 cm,心律整齐无杂音。CT 示(图 3-1):左上、下支气管狭窄,左上、下舌段支气管闭塞,远端肺组织不张,左侧胸腔呈均匀一致的高密度影,平扫 CT 值约 36 Hu,增强后为 35~58 Hu。完善术前检查后,于 2011 年 9 月 7 日在全麻下经左侧第 5 肋后外侧切口进胸,术中见肿瘤充满左侧胸腔,包膜完整,血运丰富,与肺叶和心包稍有粘连,无法探及瘤蒂位置,无胸腔积液。手术采用分块切除法,至肿瘤完整切除,肿瘤重约 7 kg,剖面呈灰白色,瘤蒂位于左膈面。病检结果示:少量梭形细胞成分,倾向孤立性纤维性肿瘤。免疫组化示:Bcl-2(+)、CD34(+)、CD117(-)、CR(-)、MC(-)、S-100(-)(图 3-2)。术后复查胸片示肺复张良好(图 3-3),术后 13 天患者痊愈出院。

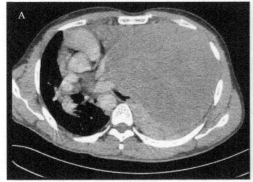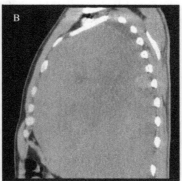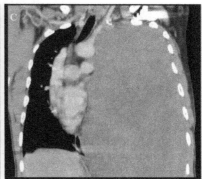

图 3-1 术前胸部 CT(A. 水平位;B. 矢状位;C. 冠状位)

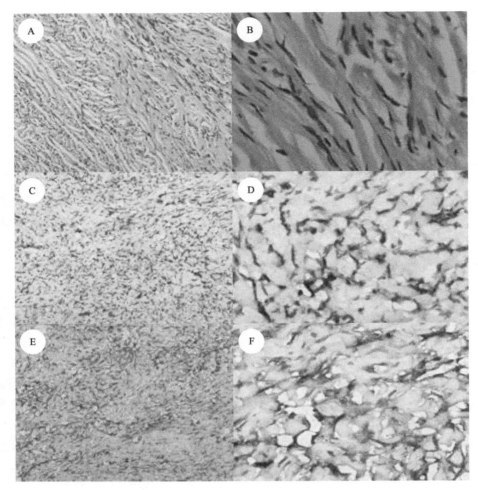

图 3-2　A、B 为 SFTP 的 HE 染色病理图片（A：HE ×100；B：HE×400）；C 至 F 为 SFTP 的免疫组化病理图片，
　　　　C、D 示 Bcl-2 阳性图片，E、F 示 CD34 阳性图片（C：×100；D：×400；E：×100；F：×400）。

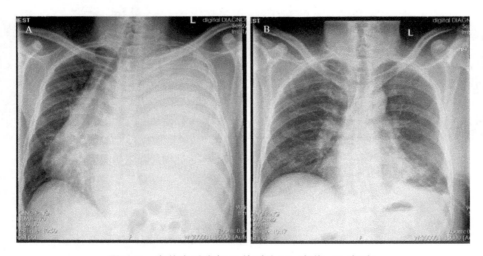

图 3-3　术前术后胸部 X 片对比（A. 术前；B. 术后）

三、病例特点分析与讨论

(一)手术指征评估

患者左侧胸腔巨大,纵隔及左肺组织受压明显,伴有咳嗽和气促的临床表现,需要进行临床干预,但手术难度较大。对于肿瘤体积较大、手术复杂、病理性质不明的肿瘤,穿刺活检有助于提前明确病理。本例患者术前是否需要穿刺活检值得商榷。如果穿刺活检明确为恶性肿瘤,该患者是否仍需要手术切除也值得思考。本例患者采用直接手术探查的治疗方式,主要基于以下几点:①CT 显示肿瘤边界相对清晰;②患者直接手术意愿强烈;③内科治疗效果欠佳,无法缓解临床症状。

(二)术前检查评估

本例患者胸腔肿瘤较大,外科手术难度主要在于肿瘤侵犯范围和程度不明,以及肿瘤的血运情况不明。术前影像学仅行 CT 检查,获取的信息相对有限。对于胸腔内体积较大的肿瘤,增强磁共振检查有助于了解周围软组织侵犯情况。胸腔血管的增强 CT 和三维重建有助于判断肿瘤的血运情况和血供来源。对于血运丰富的肿瘤,提前介入封堵有助于减少术中出血。在不了解肿瘤外侵和血运的情况下,直接手术探查仍存在一定的盲目性和风险。

(三)手术情况点评

本例患者手术顺利,肿瘤完整切除的情况下保留了左肺功能,术后病理证实为孤立性纤维瘤。术中探查发现肿瘤包膜相对完整,瘤蒂位于膈肌壁层胸膜表面。孤立性纤维瘤常起源于胸膜,有明确的瘤蒂和完整的包膜,但恶性纤维瘤基底面较广,可侵犯肺组织和胸壁或纵隔,手术难以完整切除。术中对受压左肺功能的评估,以及避免肿瘤对纵隔尤其是对心脏的压迫等,均对手术医生和麻醉师提出了严峻的考验。该案例的成功切除为胸腔巨大孤立性纤维瘤的外科治疗提供了临床经验。

四、知识点总结与教学应用

(一)孤立性纤维瘤

胸膜孤立性纤维瘤(solitary fibrous tumor of pleura,SFTP)比较少见,仅占胸膜源性肿瘤的 5%。自 1931 年 Klemperer 和 Rabin 报告了第 1 例 SFTP 以来,国内外有关胸腔内孤立性纤维瘤(solitary fibrous tumor,SFT)的个案报道仅有 800 多例。Cardillo 统计了 55 例 SFTP,结果发现 48 例患者肿瘤来自脏层胸膜(87%),7 例来自壁层胸膜(13%)。SFTP 的发病年龄多在 50~70 岁,男女发病率相当。SFTP 直径多在 8~14 cm,>20 cm 的 SFT 比较少见,>30 cm 则罕见。2011 年 Trivino 和 Furukawa 各自报道了 1 例 SFTP,Trivino 报道的是 1 例 60 岁女性患者,肿瘤来自右中肺叶脏层胸膜,大小约为 30 cm×18 cm×20 cm;Furukawa 报道的是 1 例 57 岁男性患者,肿瘤大小约为 20 cm×19 cm×15 cm,经两次手术完整切除肿瘤。

本例为中年男性患者,肿瘤来源于左膈胸膜,肿瘤体积巨大,大小约为 28 cm×18 cm×18 cm,在临床上罕见。SFTP 的诊断依靠免疫组化,多表达为 Bcl-2(+)、CD34(+)。SFTP 可表现为良性和恶性两种生长方式。良性 SFTP 多来自脏层胸膜,有蒂,直径一般<10 cm,镜下细胞稀疏,分裂较少。此病例肿瘤来自壁层胸膜,留蒂面积较大,肿块巨大,不排除恶性可能,术后应定期复查。有研究认为恶性 SFTP 术后有 63%的复发率。

(二)胸腔巨大肿瘤的处理经验

本案例肿瘤巨大,占满胸腔,肿瘤最大径达 30 cm,手术难度较大。对于巨大胸腔肿瘤占位手术注意事项如下：

(1)瘤蒂位置的判断：孤立性纤维瘤常常有瘤蒂，控制瘤蒂可避免大出血。

(2)血运丰富，术中出血：术前需要交叉配血，完善血管三维重建，了解肿瘤的血供及来源。

(3)手术切口选择：方便肿瘤的切除与取出，可选择联合临近肋骨切除或断肋。

(4)术中肿瘤对心脏压迫：胸腔巨大肿瘤在行外科手术摆侧卧位时，需要警惕麻醉后因肌肉松弛可能导致肿瘤对纵隔和心脏的压迫，从而引发心律失常或骤停。

(5)恶性肿瘤侵犯邻近脏器：涉及手术切除范围，如心包、肺、膈肌等联合切除。

(6)术中判断肺损伤程度：评估是否联合肺叶切除。

(7)术后复张性肺水肿：切除肿瘤后，需缓慢肺复张，限制液体的输入量，必要时利尿。

(三)案例在临床教学中的应用

本案例可作为胸膜肿瘤的引导案例。通过该案例，学习和了解什么是孤立性纤维瘤，同时掌握胸腔巨大肿瘤的临床处理原则。

本案例可用于思政教育：该案例中患者多次求医未果，内心承受巨大压力。医生不畏艰难，开胸探查，解除患者的疾苦和病痛，同时也承担着进行手术带来的巨大风险，而外科医生需要有这样的担当精神。

(四)案例思考与拓展

(1)思考：孤立性纤维瘤可以发病于哪些部位？

(2)思考：术中如何评估受压肺组织功能？

声明：

本案例已发表在《中国肺癌杂志》。程远大，张春芳，高阳，等.胸腔膈胸膜源性罕见巨大孤立性纤维瘤 1 例. 中国肺癌杂志，2012，15(1)：59-61.

参考文献

[1]CARDILLO G, FACCIOLO F, CAVAZZANA A O, et al. Localized (solitary) fibrous tumors of the pleura[J]: an analysis of 55 patients. Ann Thorac Surg, 2000, 70(6): 1808-1812.

[2]ROBINSON L A. Solitary fibrous tumor of the pleura[J]. Cancer Control, 2006, 13(4): 264-269.

[3]THORGEIRSSON T, ISAKSSON H J, HARDARDOTTIR H, et al. Solitary fibrous tumorsof the pleura[J]: an estimation of population incidence. Chest, 2010, 137(4): 1005-1006.

[4]REGAL M A, ALRUBAISH A M, AL GHONEIMY Y F, et al. Solitary benign fibroustumors of the pleura. Asian Cardiovasc Thorac Ann, 2008, 16(2): 139-142.

[5]TRIVINO A, COZAR F, CONGREGADO M, et al. Giant solitary fibrous tumor of the pleura[J]. Interact Cardiovasc Thorac Surg, 2011, 12(6): 1063-1065.

[6]FURUKAWA N, HANSKY B, NIEDERMEYER J, et al. A silent gigantic solitary fibrous tumor of the pleura: case report [J]. J Cardiothorac Surg, 2011, 6(1): 122.

[7]GOLD J S, ANTONESCU C R, HAJDU C, et al. Clinicopathologic correlates of solitary fibrous tumors[J]. Cancer, 2002, 94(4): 1057-1068.

[8]程远大，张春芳，高阳，等.胸腔膈胸膜源性罕见巨大孤立性纤维瘤 1 例[J].中国肺癌杂志，2012，15(1)：59-61.

（程远大，高阳，张春芳）

第二节　胸膜孤立性纤维瘤合并周围型肺动脉瘤 1 例

一、病例摘要

胸膜孤立性纤维瘤，临床不多见，约占胸膜肿瘤的 5%。肺动脉瘤临床亦不常见，80% 位于主肺动脉，周围型较少。胸膜孤立性纤维瘤合并肺动脉瘤临床上尚未见报道。本文报道 1 例胸腔内巨大孤立性纤维瘤合并周围型肺动脉瘤的患者，其胸腔内的孤立性纤维瘤的生长可能加速了肺动脉瘤的形成和进展。

二、诊疗过程

患者，男，50 岁，2013 年 1 月因胸痛、胸闷就诊，CT 检查发现左侧胸腔占位，左舌叶动静脉畸形（图 3-4），建议手术，但患者要求保守治疗，予以追踪观察。2014 年 9 月，患者因胸闷、气促加重，再次就诊，CT 提示左侧胸腔占位，病变累及肺门，纵隔多发淋巴结肿大，左肺不张，左肺动脉瘤形成，左侧胸腔积液，考虑胸腔种植性转移（图 3-5）。完善相关检查后，为解除压迫症状，患者强烈要求手术探查。于 2014 年 9 月 12 日行左侧开胸探查术，手术经左侧第 5 肋床外侧切口进胸，见胸腔内大量淡黄色清亮胸水，左肺压缩不张，胸腔内肿块侵犯左下肺，大小约 20 cm，质脆，血运丰富，触之易出血，胸壁、膈肌等多处可见类似病变。经与患者家属沟通后，家属要求切除病变。因肿瘤血运丰富无法分块切除，故术中直接暴露肺门结构，解剖上、下肺静脉及肺动脉干，切除左全肺，而对于胸壁和膈肌的病变则行姑息性切除，术中出血约 650 mL，输浓缩红细胞 2 U。胸腔及胸壁肿块术后病检结果示：梭形细胞肿瘤，部分细胞有明显异型性，核分裂现象多见，浸润肺组织，结合免疫组化，考虑恶性孤立性纤维瘤。免疫组化结果示：CD34（+++）、Bcl-2（+++）、CD99（-）、S100（-）、TTF-1（-）、CK7（-）、CK-Pan（-）、EMA（-）、Vimentin（+）、CR（-）、MC（-）、CK5/6（-）、Ki67（10%~15%）、TdT（-）、CD20（-）、CD5（-）、CgA（-）、Syn（-）、CD56（-）、F8（-）、CD31（-）。患者术后第 10 天顺利出院。患者分别于术后 1 个月（2014 年 10 月）、8 个月（2015 年 5 月）复查，均未诉特殊不适，复查胸部 X 片示气管左移，左侧呈全肺切除术后状态，右肺纹理及肋膈角清晰（图 3-6）。

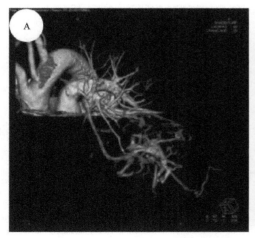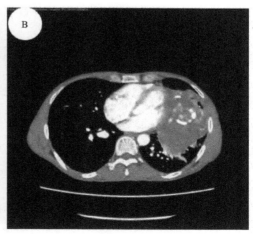

图 3-4　A. 胸部 CT 肺血管三维成像；B. 胸部 CT（2013 年 1 月）

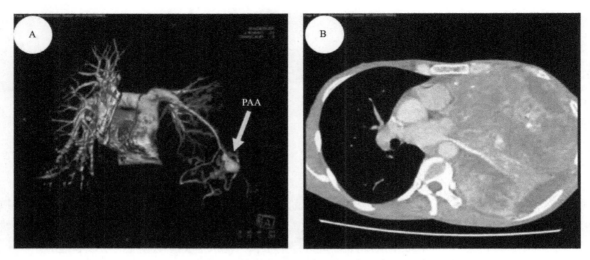

图 3-5　A. 胸部 CT 肺血管 3D 成像；B. 胸部 CT（2014 年 9 月）

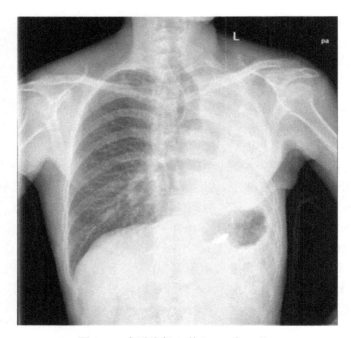

图 3-6　术后胸部 X 片（2015 年 5 月）

三、病例特点分析与讨论

（一）恶性孤立性纤维瘤手术价值

　　与本章第一节胸腔巨大孤立性纤维瘤不同的是，本例是 1 例恶性肺内孤立性纤维瘤，临床上不多见，术前提示肿瘤侵犯肺门，存在胸腔内多发转移可能，其手术指征值得思考。在患者充分知情同意的情况下，进行了开胸探查及减瘤手术，解决了患者的压迫症状，取得了一定的临床意义，但对于患者的远期生存值得商榷。

(二)肺动脉瘤形成新机制

本案例提出了肺动脉瘤(pulmonary artery aneurysm, PAA)形成的新的理论机制,即随着胸腔内巨大肿瘤的生长,瘤体的增大压迫肺组织导致肺不张,PAA 也随之形成且增大。可能的原因为巨大胸腔内肿瘤的压迫,导致肺动脉阻力增高,肺动脉压力也随着上升。在理论上完善了 PAA 形成的机制,提出了胸腔占位性病变激发 PAA 的假说。

四、知识点总结与教学应用

(一)胸膜孤立性纤维瘤

详见本章第一节的知识点总结与教学应用

(二)肺动脉瘤

肺动脉瘤在临床上罕见,尸检中发现其发病率约为 1/14000,发病率与性别、年龄无关,80%位于主肺动脉。PAA 的发生、发展机制目前尚不清楚。PAA 常分为合并动静脉交通和不合并动静脉交通两大类,另 40%见于单纯遗传性毛细血管扩张症,感染因素少。不合并动静脉交通的 PAA 常见发病原因可能与肺动脉高压、结缔组织病(如马方综合征、Ehlers-Danlos 综合征)、感染因素(如梅毒、结核)、创伤等因素有关,此外还有一些不明原因的特发性 PAA。

PAA 的临床表现无特异性,主要表现有咯血、胸痛、呼吸困难、咳嗽、发热等,其中严重的咯血是肺动脉的危险信号,常暗示 PAA 的破裂。本案例患者无明显咯血,主要表现为胸闷、气促,主要是由于肿瘤的压迫。肺血管三维成像是诊断 PAA 的主要手段之一,但有关 PAA 治疗,目前尚无统一的治疗指南,外科干预被认为是有效的方法之一。近端的 PAA 常采用肺动脉成形或置换,周围型 PAA 则常采用肺叶切除或介入栓塞治疗。

(三)案例在临床教学中的应用

本案例可以用作肺血管畸形或者胸膜肿瘤知识点学习的引导案例。通过案例的学习,一方面可加强学生对孤立性纤维瘤的认识,复习了孤立性纤维瘤的概念;另一方面能帮助学生掌握肺动脉瘤(PAA)的概念、发病原因及治疗原则。

思政教育:锻炼科研思维。患者合并两种疾病,一种疾病加重,另一种疾病也相应出现了变化,引导学生思考这两种疾病之间是否具有因果关系。教育学生善于思考、总结、发现,勇于创新,提出假说。

(四)案例思考与拓展

(1)该例患者的手术意义是什么?
(2)全肺切除手术指征及术后注意事项有哪些?
(3)推荐学习文献
卢礼卿,张春芳,程远大. 胸部特殊孤立性纤维瘤的外科治疗. 中国肿瘤临床,2018,45(3):142-145.
声明:
案例已发表在《中国肺癌杂志》。程远大,高阳,张位星,等. 胸膜巨大孤立性纤维瘤合并周围型肺动脉瘤 1 例. 中国肺癌杂志,2015,18(8):523-525.

参考文献

[1]BARTTER T, IRWIN R S, NASH G. Aneurysms of the pulmonary arteries[J]. Chest, 1988, 94(5):1065-1075.
[2]KOTWICA T, SZUMARSKA J, STANISZEWSKA-MARSZALEK E, et al. Idiopathic pulmonary artery aneurysm[J].

Echocardiography，2009，26(5)：593-595.

[3]VELDTMAN G R，DEARANI J A，WARNES C A. Low pressure giant pulmonary artery aneurysms in the adult：Natura l history and management strategies[J]. Heart，2003，89(9)：1067-1070.

[4]程远大，高阳，张位星，等.胸膜巨大孤立性纤维瘤合并周围型肺动脉瘤 1 例[J]. 中国肺癌杂志，2015，18(8)：523-525.

[5]陈孝平，汪建平，赵继宗. 外科学[M].9 版.北京：人民卫生出版社，2018.

（程远大，高阳，张位星，张春芳）

第三节　胸膜孤立性纤维瘤合并低血糖 1 例

一、病例摘要

　　胸膜孤立性纤维瘤，临床不多见，约占胸膜肿瘤的 5%，胸膜孤立性纤维瘤合并血糖异常更为罕见。本文报道 1 例胸腔内巨大孤立性纤维瘤合并血糖异常，术后患者血糖恢复正常，临床血糖异常为孤立性纤维瘤副瘤综合征表现。

二、诊疗过程

　　男性，45 岁，咳嗽伴气促 1 年。患者 1 年前无明显诱因出现咳嗽伴气促，无咳痰发热、盗汗、头痛、胸痛、骨关节痛等不适。20 余天前，患者因突发胸痛，就诊于当地医院，CT 检查示：右胸巨大占位伴积液。CT 引导下穿刺病检示：孤立性纤维瘤。患者既往有反复低血糖病史。查体：T 36.8℃，P 78 次/分，R 20 次/分，BP 131/81 mmHg。全身浅表淋巴结未触及肿大，胸廓对称无畸形，胸壁静脉无曲张，胸骨无压痛，双侧语颤对称，呼吸运动度均等，肋间隙正常，无胸膜摩擦感，无皮下捻发感，左肺呼吸音清，叩诊呈清音；右侧胸廓饱满，右肺呼吸音未闻及，叩诊呈实音。实验室检查：三大常规正常；电解质示 K+ 3.32 mmol/L↓，Na+147.5 mmol/L；血糖 1.38 mmol/L；胰岛素释放实验，<0.2 uU/mL；C 肽释放实验，<0.01 ng/mL；皮质醇（8am），9.09 μg/dL；ACTH（8am），8.21 pmol/L；C12 示总前列腺特异性抗原 5.58 ng/mL。

　　入院后血糖监测动态变化图（图 3-7）可见，血糖经过进食可上升至正常，空腹血糖基本波动在 2～5 mmol/L。胸部 CT 复查（图 3-8）显示右侧胸腔巨大占位，右侧少量胸腔积液。支气管镜检查提示右中下叶支气管受压狭窄闭塞（图 3-9）。ECG 提示窦性心动过速，多发室性期前收缩，偶发房性期前收缩，不完全右束支传导阻滞。肺功能检查示极重度混合性通气功能障碍。

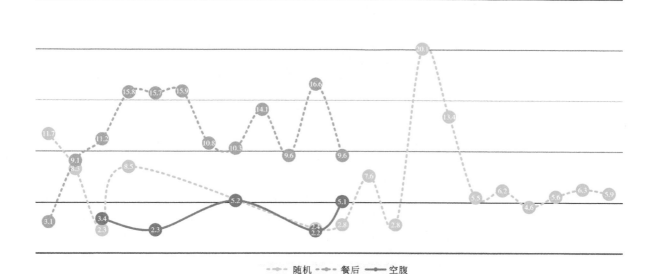

图 3-7　患者入院后血糖的变化监测（单位：mmol/L）

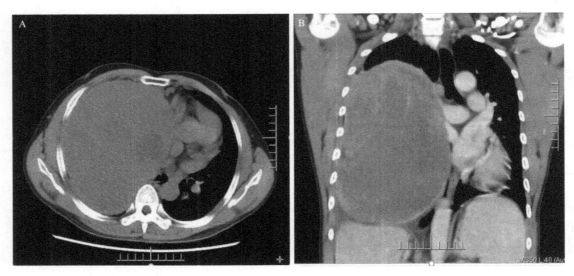

图 3-8　胸部 CT 右侧胸腔巨大占位，边界相对清晰 (A. 水平位；B. 冠状位)

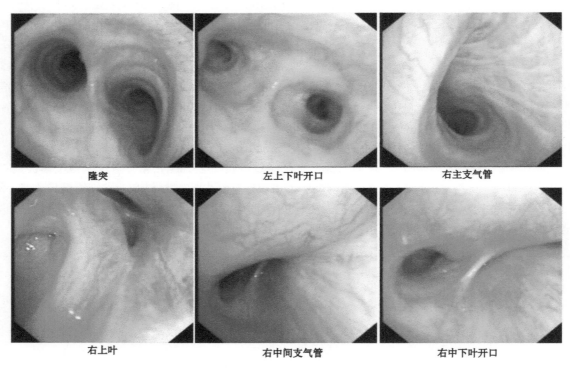

| 隆突 | 左上下叶开口 | 右主支气管 |
| 右上叶 | 右中间支气管 | 右中下叶开口 |

图 3-9　支气管镜检查提示右中下肺叶支气管开口受压闭塞

　　完善相关检查，患者术前诊断为：右侧胸腔巨大占位，孤立性纤维瘤；低血糖查因，副瘤综合征？于 2021 年 10 月 12 日行右侧开胸探查，切除部分第 6 肋骨进胸，探查见胸膜腔粘连，右中下肺受挤压不张；经手术完整切除肿瘤，整块取出 (图 3-10) 后，探查见右中肺纤维板剥除后仍无法复张，加行右中肺切除。术中共出血约 2000 mL，术后标本慢石蜡病理检验证实为孤立性纤维瘤。

　　患者术后恢复顺利，空腹血糖稳定在 6.0 mmol/L 以上，术后血糖监测变化示意图 (图 3-11) 显示空腹血糖恢复正常，术后胸片显示右肺复张良好 (图 3-12)。

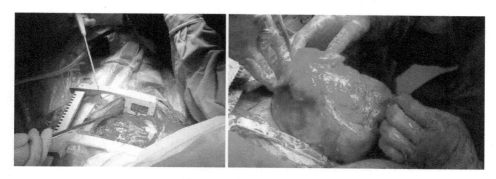

图 3-10　术中切口及肿瘤

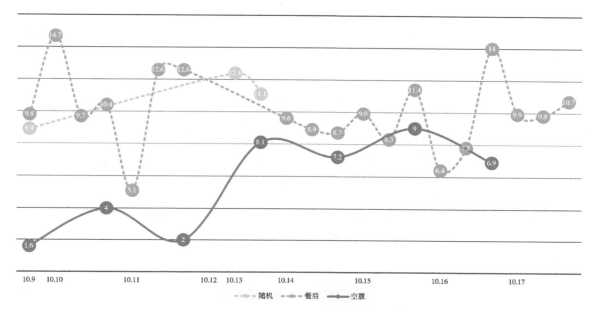

图 3-11　患者术前术后血糖变化动态监测图（单位：mmol/L）

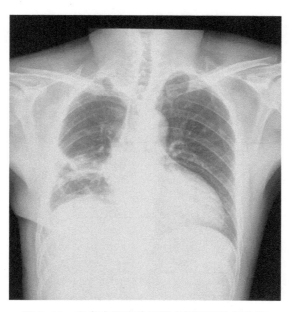

图 3-12　患者术后胸片显示右侧胸腔恢复良好

三、病例特点分析与讨论

（一）孤立性纤维瘤合并副瘤综合征

本例是 1 例包膜完整的孤立性纤维瘤，肿瘤情况与本章第一节胸腔巨大孤立性纤维瘤类似，但肿瘤相对较小。不同之处在于，本案例合并不明原因低血糖，通过手术切除，患者术后血糖趋于稳定，综合分析，患者低血糖考虑为肿瘤的副瘤综合征，即为罕见的 Doege-Potter 综合征。

Doege-Potter 综合征，是一种罕见的副瘤综合征，表现为孤立性纤维肿瘤异位分泌胰岛素样生长因子 Ⅱ（IGF-Ⅱ）激素原引起的低胰岛素血症。Doege 和 Potter 等人于 1930 年代首次发表由筋膜纤维肉瘤引起的反复性低血糖病例，患者接受手术切除后，低血糖症状得以改善，因此暂时命名为 Doege-Potter 综合征。目前，Doege-Potter 综合征特指胸腔内孤立性纤维瘤（solitary fibrous tumor，SFT）所致的（NICTH 非胰岛细胞肿瘤性低血糖）。1976 年 Ellorhaoui M 首次报道该疾病。文献报道的胸膜孤立性纤维瘤合并低血糖发生率为 4%~10%。

文献报道：SFT 可起源于胸膜腔、肺、骨盆、肝、腹膜后、肾、纵隔、蝶鞍、子宫、膀胱、肠、下颌、大腿，最常见的部位是胸膜腔（左侧 12 例，右侧 28 例）。在 71 例报道中 28 例 1（39.4%）为良性，43 例（60.6%）为恶性。伴非胰岛细胞瘤性低血糖的孤立性纤维瘤更可能是恶性的，并且比以前公布的发生率更高（5%~10.4%）。胸腔外 30 例 SFT 中，恶性 SFT 为 20 例（66.7%）；胸腔内 41 例 SFT 中，恶性 SFT 为 23 例（56.1%），胸腔外 SFT 的恶性概率高于胸腔内 SFT。发病年龄为 24~85 岁（平均 59 岁），男性 47 例，女性 28 例，1 例性别不详。在比较良性肿瘤患者与恶性肿瘤患者的临床特征时，未发现在发病年龄、性别或肿瘤大小方面存在显著差异。在 15/19 例中，胰岛素样生长因子 Ⅱ（IGF-Ⅱ）/IGF-Ⅰ 比例 > 10.0。SFT 引起低血糖的机制原理流程图（图 3-13）如下：

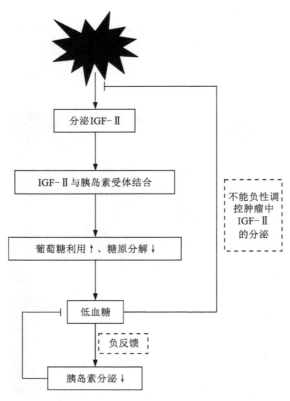

图 3-13　SFT 引起低血糖的机制原理图

四、知识点总结与教学应用

（一）孤立性纤维瘤

见本章第一节知识点总结与教学应用。

（二）副瘤综合征

见第一章第四节知识点总结与教学应用。

（三）低血糖查因

血糖过高和过低都会对人体健康产生危害。高血糖可以引起酮症酸中毒，而低血糖则可以引起昏迷。低血糖的诊断依据一般依据 Whipple 三联征（低血糖症状、血糖浓度低、供糖后症状缓解），其中血糖浓度是诊断的必要条件。低血糖发作可能会导致认知障碍、视力模糊、癫痫发作、心搏骤停、昏迷，严重威胁患者的人身安全。对于接受药物治疗的糖尿病患者，血糖<3.9 mmol/L 就属于低血糖。临床上，当患者出现低血糖时，我们的分析思路如下流程图（图 3-14）：

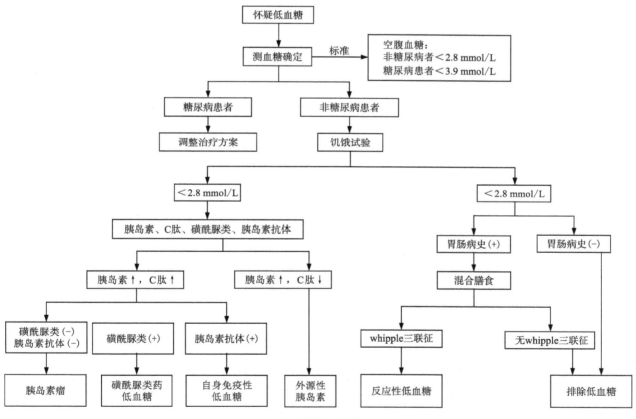

图 3-14　低血糖查因的诊断流程图

（四）案例在临床教学中的应用

本案例可以作为胸膜肿瘤或副瘤综合征的引导案例。通过本案例的相关知识学习，可以复习孤立性纤维瘤和副瘤综合征的概念，并掌握低血糖查因的临床思维等知识点。

（五）案例思考拓展

（1）思考：在进行巨大胸腔肿瘤外科手术时，摆侧卧位应注意什么？麻醉师需要做哪些方面配合？

（2）除了低血糖，胸腔孤立性纤维瘤还有哪些副瘤综合征？

参考文献

［1］DOEGE K W. Fibrosarcoma of the mediastinum. Ann Surg 1930；92：955-961.

［2］POTTER R P. Intrathoracictumours. Case report. Radiology 1930；14：60-61

［3］ELLORHAOUI M，GRAF B. Intrathorakaler Tumor mit Begleithypoglykämie［Intrathoracal tumor with accompanying hypoglycemia］. Z Gesamte Inn Med. 1976；31(3)：77-81. German. PMID：785836.

［4］HAN G，ZHANG Z，SHEN X，et al. Doege-Potter syndrome：A review of the literature including a new case report［J］. Medicine(Hagerstown)，2017，96(27)：e7417

（庄炜，周源）

第四节　气管源性孤立性纤维瘤 1 例

一、病例摘要

胸膜孤立性纤维瘤，临床不多见，约占胸膜肿瘤的 5%，起源于气管的孤立性纤维瘤更为少见，国内外报道不足 10 例。本文报道 1 例气管源性孤立性纤维瘤合并气道狭窄，通过内镜治疗后明显改善患者症状且得到良好的治疗效果。

二、诊疗过程

患者，男，56 岁，因活动后气促 4 年，加重 1 个月入院。既往无特殊相关病史。查体无特殊。CT 提示气管上段左侧壁结节样增厚，大小约 14 mm×11 mm，平扫 24 Hu，增强后 79 Hu；临近纵隔内可见团块影，大小约 3.9 cm×3.6 cm，边界欠清，可见钙化，平扫 49Hu，增强后 85Hu，纵隔内可见小淋巴结。支气管镜检查示：气管上段约第 6 软骨环水平见新生物堵塞大部分管腔，瘤体与气管的右侧壁及后壁有狭窄间隙（图 3-15）。经多学科联合会诊讨论，认为患者病史较长，肿瘤生长速度较慢，且病变累及气管的官腔内外，与周围组织关系不清，手术完整切除难度大、风险高，建议治疗方案为气管内肿瘤姑息性切除，以解决气管梗阻的问题。于 2013 年 10 月 24 日在全麻状态下，选择小号（5#）气管导管，采用内镜下氩气刀、圈套、等离子射频等技术，切除气管腔内的肿瘤（图 3-16）。术后病检结果（图 3-17）示：梭形细胞肿瘤，倾向孤立性纤维瘤。免疫组化结果示：Calponin（+）、CD117（−）、CD34（+）、CK-Pan（+）、Dog-1（−）、EMA（−）、Ki67（5%+）、MBP（−）、S-100（−）、Vimentin（+）、Bcl-2（+）、CD99（+）、GFAP（−）、P63（−）（图 3-17）。术后半年复查胸部 CT 示：气管腔内通畅，气管周围肿瘤基本同前（图 3-18）。术后随访 42 个月，患者感觉良好，无气促、呼吸困难等不适。

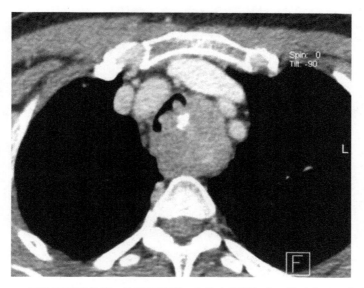

图 3-15　CT 示肿瘤累及气管，边界不清晰，瘤蒂内可见钙化，管腔内可见菜花样肿块

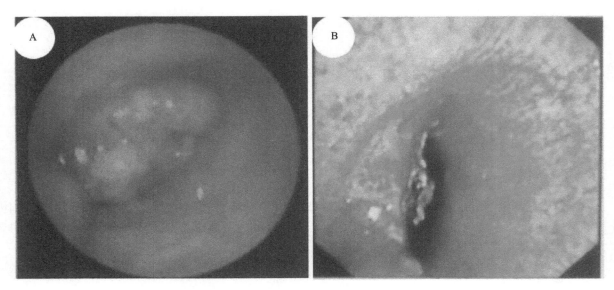

图 3-16　支气管治疗前后改变

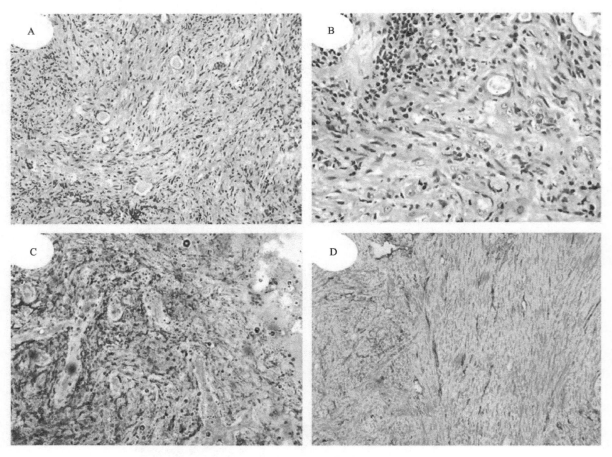

图 3-17　术后病理结果

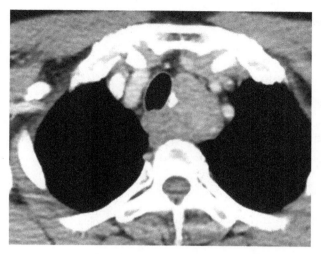

图 3-18　术后半年复查 CT 示，管腔通畅，气管周围肿瘤基本同前

三、病例特点分析与讨论

通过本章前三节的病例，我们认识到孤立性纤维瘤可以为良性，也可以为恶性，甚至可以侵犯肺组织发生胸膜转移，同时还可以合并副瘤综合征。本案例为发生在气管的孤立性纤维瘤，临床罕见，迄今为止报道少于 10 例。本例为气管孤立性纤维瘤，气管腔内外均有肿瘤组织，且腔外肿瘤组织较大，与邻近脏器边界不清，手术完整切除难度较大。通过本例，我们了解到孤立性纤维瘤可发生于气管，对于无法完整切除的气管孤立性纤维瘤，内镜下的姑息性治疗对保持呼吸道的通畅具有非常重要的临床意义。

四、知识点总结与教学应用

（一）孤立性纤维瘤

见本章第一节知识点总结与教学应用。

（二）气管肿瘤

气管肿瘤（trachea tumor）分为气管良性肿瘤和气管恶性肿瘤。气管恶性肿瘤又分为原发性和继发性。儿童气管肿瘤中良性多见，成人气管肿瘤恶性多见，男女发病率相当，常见于 30~50 岁。

气管良性肿瘤包括：乳头状瘤、软骨瘤和纤维瘤，本例属于纤维瘤；气管恶性肿瘤分为上皮来源（如鳞癌、腺样囊性癌、类癌、腺癌、表皮样癌等）和间叶来源（包括软骨肉瘤、纤维肉瘤和平滑肌肉瘤等），以及淋巴瘤。

气管肿瘤治疗包括外科手术切除与重建、内镜治疗和放射治疗等。

外科手术：气管肿瘤原则上首选以切除重建为主的手术治疗。气管切除长度在 5 cm 以内的可以进行一期吻合重建。

内镜治疗：对于窄基底的气管良性肿瘤或范围较大无法根治性切除的气管肿瘤可采取内镜下治疗。内镜下治疗包括激光点灼、冷冻、氩氦刀、放射性粒子置入等。

放射治疗：可用于不适合手术切除或姑息性切除术后的辅助治疗。

（三）案例在临床教学中的应用

本案例可以作为孤立性纤维瘤或气管肿瘤相关知识学习的引导案例。通过本案例的学习，可以引申到孤立性纤维瘤的学习、气管肿瘤的概念、分类、临床表现、治疗原则等相关知识点。

案例的思政教育：学会变通，有些时候不是完整切除才是最好的治疗方案。

（四）案例思考与拓展

（1）思考：非气管插管手术的原理及其在气管外科手术中的优势。

（2）推荐学习：Tubeless（无管）技术。

声明：

本案例已发表在《中国内镜杂志》。卢礼卿，程远大，张春芳. 内镜下气管孤立性纤维瘤姑息性切除1 例. 中国内镜杂志，2018，24(1)：108-110.

参考文献

[1]OLIVEIRA C C, DE MORAES M P, COLBY T, et al. Endobronchial solitary fibrous tumor[J]. Autops Case Rep, 2016, 6(4)：35-40.

[2]HUANG W Y, XU X, HU J, et al. Primary solitary fibrous tumor of the bronchus：a case report[J]. Int J Clin Exp Pathol, 2015, 8(10)：13596-13600.

[3]LIU L Q, WU XW, LI Z D, et al. Endobronchial Solitary Fibrous Tumor：Imaging and Bronchoscopic Findings[J]. Chin Med J (Engl), 2015, 128(19)：2696.

[4]卢礼卿，程远大，张春芳. 内镜下气管孤立性纤维瘤姑息性切除 1 例[J]. 中国内镜杂志，2018，24(1)：108-110.

[5]陈孝平，汪建平，赵继宗. 外科学[M].9 版.北京：人民卫生出版社，2018.

（卢礼卿，程远大，张春芳）

第四章

纵隔肿瘤

第一节 新生儿纵隔巨大畸胎瘤术后膈神经麻痹致死 1 例

一、病例摘要

临床上新生儿畸胎瘤多为良性，恶性少见。本案例报道 1 例新生儿，出生后出现呼吸窘迫，胸部 CT 提示前纵隔巨大占位。该患儿于出生后 7 天行左侧开胸手术探查，术中探查发现肿瘤位于前上纵隔偏左侧，予以完整切除，术后病理提示未成熟畸胎瘤。患儿术后出现反复肺部感染，1 个月后死于呼吸衰竭。

二、诊疗过程

新生儿，女，孕 40+1 周顺产出生，因出生后呼吸困难 1 小时收治我院新生儿科。入院查体：心率 146 次/分，呼吸 70 次/分，血压 73/50 mmHg，体重 3080 g，胸廓基本对称，气管右偏，左上肺呼吸音偏低，右侧胸骨旁心音明显。其母亲孕 38 周彩超检查提示，宫内胎儿左侧胸腔内占位性病变。出生后 CT 提示左前纵隔软组织影，大小约 4 cm×6 cm，平扫 CT 值约 14 Hu，增强后不均匀强化，CT 值约 42 Hu，纵隔受压右移（图 4-1）。为解除压迫症状，患儿于出生后第 7 天接受了开胸手术行纵隔肿瘤切除。手术沿左侧第 4 肋床行外侧切口进胸（图 4-2），术中见肿块大小约 6 cm，侵犯壁层胸膜、胸腺，手术中切除受累胸膜，保护胸腺、头臂静脉及上腔静脉，完整切除肿块及周围脂肪组织（图 4-3）。术后病检结果显示：未成熟畸胎瘤 2 级。术后患儿呼吸困难症状有所改善，但仍间断有呼吸困难情况。术后 1 个月左右出现呕吐情况，复查胸片（图 4-4）和 CT（图 4-5）示双肺感染，左侧膈肌上抬明显，纵隔右侧移位明显，临床考虑为术后左侧膈神经麻痹所致。经内科积极治疗，患儿病情稍好转，于 2014 年 11 月 26 日出院。出院后 1 个月随访，患儿因呼吸衰竭已死亡。

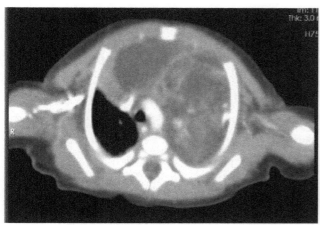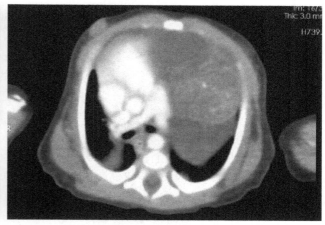

图 4-1 胸部 CT 提示前纵隔巨大占位，纵隔受压右侧移位

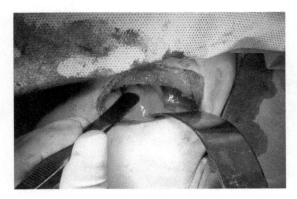

图 4-2　手术切口视野

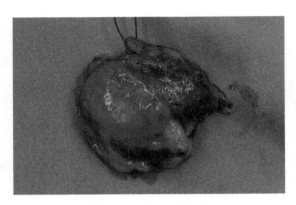

图 4-3　手术大体标本

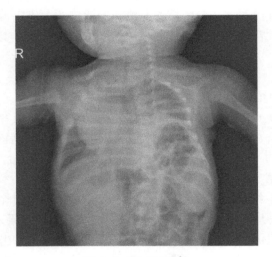

图 4-4　手术后胸片

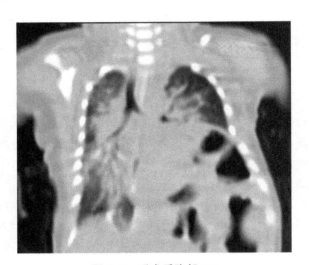

图 4-5　手术后胸部 CT

三、病例特点分析与讨论

本例中新生儿出生后即出现呼吸窘迫，考虑为前纵隔巨大肿瘤压迫所致，手术指征明确。手术完整切除，术后压迫症状明显缓解，病理为未成熟畸胎瘤。未成熟畸胎瘤具有恶性生物学行为，存在复发和转移潜能，也提示该患儿预后可能不佳。患儿术后出现间断呼吸困难、反复肺部感染，考虑为左侧膈肌上抬导致肺不张和反复肺部感染。该病例具有一定的特殊性，临床上罕见：①畸胎瘤巨大，肿瘤大小约 6 cm，由影像学检查可见肿瘤占据了左侧大部分胸腔，纵隔受压右移；②病检为未成熟畸胎瘤 2 级，临床上并不多见，新生儿纵隔畸胎瘤多为良性成熟畸胎瘤；③患儿年龄较小，出生后 7 天即接受手术治疗；④患儿术后出现致死性并发症，即膈神经麻痹致严重的呼吸循环衰竭。

新生儿畸胎瘤在性别上女性多于男性，大多数为良性，其发病机制目前尚不完全清楚，常发生于从颅脑至骶尾部的身体中线的任何部位，骶尾部最为常见，纵隔是性腺以外的新生儿畸胎瘤第二大好发部位。新生儿纵隔畸胎瘤约占新生儿畸胎瘤的 7%，约 85% 为良性，目前临床上多为病例报道。新生儿纵隔畸胎瘤可在产前检查时被发现，妇科 B 超常提示胎儿胸腔内占位。少数前纵隔畸胎瘤因生长迅速，对心肺产生严重的压迫，常合并非免疫性水肿胎儿（non-immune hydrops fetalis，NIHF）。目前仅有 5 例有关纵隔畸胎瘤合并 NIHF 的报道。产后新生儿的 CT 或核磁共振成像（magnetic resonance imaging，MRI）对诊断提供较大的临床参考价值，但其确诊需靠病理检查。纵隔畸胎瘤的早期发现和诊断，对预后有重要意义。

对于新生儿纵隔畸胎瘤，尤其是肿瘤体积较大的，临床上常常需要外科手术切除。应根据肿瘤的位置和大小选择正中开胸或侧开胸，对于一些小的病变可选择胸腔镜手术。对于巨大的纵隔畸胎瘤应注意避免术中损伤重要脏器，尤其是胸腺、头臂静脉和膈神经。该患儿的肿瘤巨大，根据术后复查情况，考虑术中左侧膈神经可能受到损伤，进而出现膈神经麻痹症状。一侧膈神经的麻痹会导致膈肌上抬，纵隔向健侧移位，严重时间导致纵隔疝，从而影响患者的呼吸、循环和消化系统。如，膈肌上抬压迫引起肺不张，继发肺部感染；纵隔移位导致循环不稳定；膈肌上抬后，腹腔的肠管移位甚至扭转可引起恶心呕吐等消化系统症状。

新生儿膈神经麻痹或损伤常见于出生时的产伤、纵隔或心脏的手术等。新生儿膈神经麻痹不同于幼儿或儿童，小儿膈神经切断后呼吸系统症状不明显。Gammal 等认为，3 岁以上患儿行膈神经移位术是安全的，因此膈神经离断、移位常用来治疗小儿臂丛神经损伤。然而，新生儿膈神经麻痹或损伤常会导致严重的呼吸窘迫和呼吸系统后遗症，影响生长发育。早在 20 世纪 90 年代，Serraf 等就认为新生儿及婴幼儿对膈神经损伤的耐受程度差，常需要机械通气且呼吸系统并发症多。杨勇等动物实验证实，年龄越小，膈神经损伤对呼吸系统的影响越明显。小儿尤其是婴幼儿正处于出生后肺发育的关键阶段，膈神经切断后的膈肌麻痹会导致肺组织周期性牵张应力明显减弱甚至消失，进而影响肺发育，引起肺组织功能及形态方面异常。目前，对新生儿或幼儿膈神经麻痹或切断后的影响研究较少，尚无统一的观点。总之，年龄越小，膈神经麻痹对机体的影响越大。由该病例可知，新生儿膈神经麻痹对呼吸和循环的影响极大，具有致死性。因此，在临床工作中，尤其是在婴幼儿的胸部手术中，我们应当注意保护膈神经，避免其受到损伤。

四、知识点总结与教学应用

(一) 纵隔肿瘤

1. 纵隔分区

采用四分法(临床常用)。以胸骨角和 T4 椎体下缘连线分上、下纵隔,下纵隔再以心包前后界分前、中、后纵隔(图 4-6)

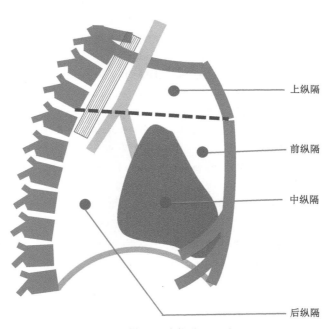

图 4-6 纵隔四分化分区示意图

2. 不同纵隔分区内常见的纵隔肿瘤

上纵隔：胸腺瘤、胸内甲状腺最常见。

前纵隔：以畸胎样瘤较为常见，如畸胎瘤、皮样囊肿。

中纵隔：大多数为淋巴系统肿瘤。

后纵隔：几乎皆为神经源性肿瘤

此外，支气管囊肿可位于纵隔的任何部位。

3. 纵隔肿瘤的治疗原则

除了淋巴瘤外，其他纵隔肿瘤均可考虑外科切除。

（二）案例在临床教学中的应用

本案例可以作为纵隔肿瘤相关知识学习的引导案例。通过本案例的学习，可以引申到纵隔肿瘤概念、纵隔分区、不同纵隔分区常见纵隔肿瘤，以及纵隔的治疗原则等知识点。

思政教育：通过案例学习所获得的临床教训，了解新生儿胸部手术应注意保护膈神经，即膈神经的重要性。

（三）案例思考及拓展

（1）思考：膈神经的走行，术中如何辨识膈神经？

（2）患儿发生膈膨升后，是否可通过手术治疗？

声明：

本案例已发表在《中国肺癌杂志》。程远大、艾燕、高阳、张春芳（通讯作者）. 新生儿纵隔巨大畸胎瘤术后膈神经麻痹致死1例. 中国肺癌杂志. 2015，18（8）：526-528。

参考文献

[1]LAKHOO K. Neonatal teratomas[J]. Early Hum Dev, 2010, 86(10)：643-647.

[2]TAKAYASU H, KITANO Y, KURODA T, et al. Successful management of a large fetal mediastinal teratoma complicated by hydrops fetalis[J]. J Pediatr Surg, 2010, 45(12)：e21-44.

[3]BEKKER A, GOUSSARD P, GIE R, et al. Congenital anterior mediastinal teratoma causing severe airway compression in a neonate. BMJ Case Rep. 2013 Sep 26; 2013. doi：10. 1136/bcr-2013-201205.

[4]ISHIGURO T, TSUCHIDA Y. Clinical significance of serum alpha-fetoproteinsubfractionation in pediatric diseases. Acta Paediatr 1994, 83：709-713.

[5]BARKSDALE E J, OBOKHARE I. Teratomas in infants and children. Curr Opin Pediatr, 2009, 21(3)：344-349.

[6]GIANCOTTI A, LA TORRE R, BEVILACQUA E, et al. Mediastinal masses：a case of fetal teratoma and literature review. Clin Exp Obstet Gynecol, 2012, 39(3)：384-387.

[7]SIMONCIC M, KOPRIVA S, ZUPANCIC Z, et al. Mediastinal teratoma with hydropsfetal is in a newborn and development of chronic respiratory insufficiency. Radiol Oncol, 2014, 48(4)：397-402.

[8]EL- GAMMAL TA, EL-SAYED A, KOTB MM. Surgical treatment of brachial plexus traction injuries in children, excluding obstetric palsy. Microsurgery, 2003, 23(1)：14-17.

[9]BOWERSON M, NELSON V S, YANG L J. Diaphragmatic paralysis associated with neonatal brachial plexus palsy. Pediatr Neurol, 2010, 42(3)：234-236.

[10]MURTY V S, RAM K D. Phrenic nerve palsy：A rare cause ofrespiratory distress in newborn. J Pediatr Neurosci, 2012, 7(3)：225-227.

[11]SERRAF A, PLANCHE C, LACOUR-GAYET F, et al. Post cardiac surgery phrenic nerve palsy in pediatric patients. Eur J Cardiothorac Surg, 1990, 4(8)：421-424.

[12]杨勇，陈亮，顾玉东. 单侧膈神经切断对幼猪呼吸系统影响的实验研究. 中华手外科杂志，2006，22(1)：43-46.

[13]程远大，艾燕，高阳，等. 新生儿纵隔巨大畸胎瘤术后膈神经麻痹致死1例. 中国肺癌杂志. 2015，18(8)：526-528。

[14]陈孝平，汪建平，赵继宗. 外科学[M]. 9版.北京：人民卫生出版社，2018.

（程远大，艾燕，高阳，张春芳）

第二节 肾透明细胞癌孤立性后纵隔淋巴结转移 1 例

一、病例摘要

案例报道了 1 例中年男性，因咳嗽、咳痰就诊，检查发现隆突下占位，术前诊断考虑为巨大淋巴结增生症。胸腔镜手术完整切除，术后病理诊断为恶性肿瘤。结合患者既往病史，患者 16 年前接受右肾透明细胞癌肿瘤切除，隆突下占位被诊断为肾透明细胞癌孤立性后纵隔淋巴结转移，临床极为罕见。

二、诊疗过程

患者，男，50 岁，因"咳嗽、咳痰 1 月余"就诊。2003 年因右肾肿瘤行右肾切除术，术后病检为肾透明细胞癌。患者胸部 CT 提示后纵隔肿块，考虑巨大淋巴结增生症可能（图 4-7）。超声支气管镜提示隆突以远部位可见一纵隔肿块，其包膜清晰，边缘整齐，血供极为丰富（图 4-8）。

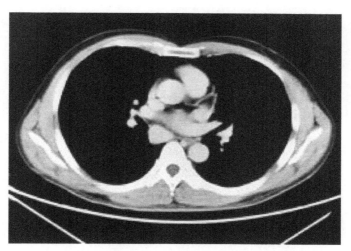

图 4-7 胸部 CT 提示右后纵隔隆突下可见团块状密度增高影，
大小约 40 mm×35 mm，平扫 CT 值约 46 Hu，增强后可见明显强化

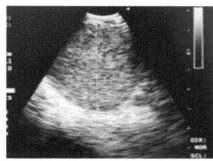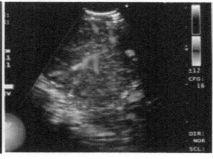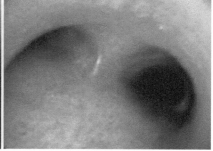

图 4-8 超声支气管镜

　　2019 年 11 月患者接受胸腔镜下后纵隔肿瘤切除术。术中见病灶位于隆突下，周围有多支异常粗大的支气管动脉供血，血运极其丰富，沿肿块边缘，完整切除肿瘤（图 4-9）。术后病检结果示：右纵隔恶性肿瘤（图 4-10）。免疫组化结果示：CD10(+)，Vimentin(+)，PAX-2(+)，PAX-8(+)，CK-Pan(+)，RCC(+)，Ki67(5%+)，CK7(-)，CgA(-)，CD56(-)，Syn(-)（图 4-11）。结合患者病史及免疫组化，考虑肾透明细胞癌转移。术后 5 天，患者康复出院。

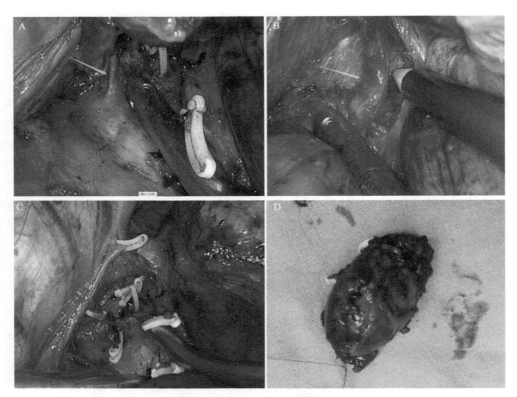

图 4-9　A、B. 术中见病灶血供丰富；C. 切除后改变；D. 切除的淋巴结

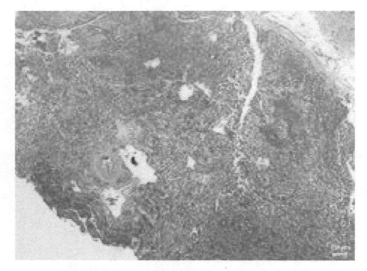

图 4-10　术后病理结果提示后纵隔恶性肿瘤(HE 染色，×50)

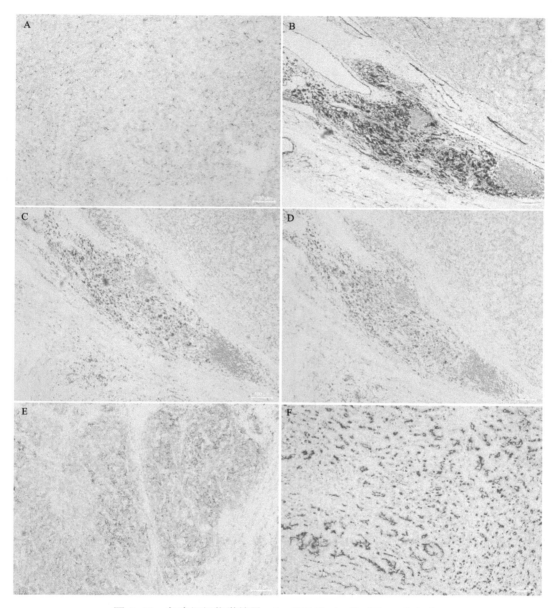

图4-11 免疫组织化学结果：A：CD10(+)，B：Vimentin(+)，
C：PAX-2(+)，D：PAX-8(+)，E：CK-Pan(+)，F：RCC(+)(×100)

三、病例特点分析与讨论

肾细胞癌(renal cell carcinoma，RCC)是泌尿系统中最常见的恶性肿瘤，约占肾癌的90%，主要好发于中老年男性。肾透明细胞癌(Clear cell renal cell carcinoma，CCRCC)是其最常见的组织学类型，占RCC的70%~75%。由于RCC具有较强的侵袭性，20%~30%的患者在初诊时就有明显转移，20%~40%的患者在接受根治性肾切除术后出现局部复发或远处转移。目前，RCC几乎可转移至全身任何部位，其中以肺(45.2%)、骨(29.5%)、淋巴结(21.8%)、肝脏(20.3%)、肾上腺(8.9%)和脑(8.1%)为主。有文献报道称，绝大多数RCC发生纵隔淋巴结转移时常伴有肺实质转移。相反，在无肺实质转移的情况下，发生孤立性纵隔淋巴结转移的病例并不常见。RCC患者术后出现远处转移的时间间隔从几个月到数年不等，Thompson等人报道过最长者在术后32.7年出现胰腺转移。

　　本例 RCC 患者在接受根治性肾切除术后 16 年出现孤立性后纵隔淋巴结转移。据我们所知，根治性肾切除术后 15 年以上发生孤立性纵隔淋巴结转移的病例较为罕见，目前国内尚未见相关的病例报道。我们推测其转移途径如下图(图 4-12)，建议 RCC 患者术后应终身定期随访，在随访过程中，若发现肿块，不能排除转移癌的可能。

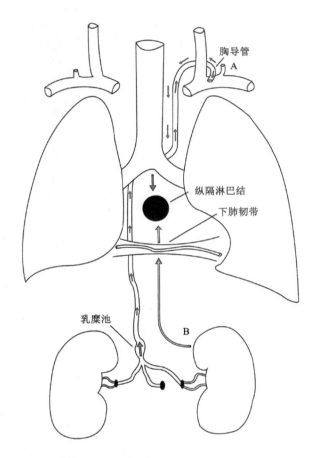

A：肿瘤细胞沿着腹腔淋巴管经乳糜池、胸导管可到达静脉角汇入静脉系统。肿瘤细胞在胸导管逆行进入纵隔淋巴结，引起纵隔淋巴结转移。B：肿瘤细胞通过腹膜后淋巴结管进入下肺韧带淋巴结，进入纵隔淋巴结。

图 4-12　肾透明细胞癌转移至隆突下淋巴结的可能途径

　　通常，CT 对确定病灶的位置、大小，以及手术切除的范围有一定意义。转移性肾透明细胞癌的 CT 平扫上主要表现为圆形或类圆形、边界清楚的软组织肿块，由于肿瘤血供异常丰富，增强扫描后病灶明显强化。本例患者的 CT 表现与文献报道一致。然而，肾透明细胞癌孤立性纵隔淋巴结转移的发病率较低，临床症状与影像学表现缺乏特异性，往往难以与纵隔其他富血供肿瘤相鉴别，术前容易出现误诊。本例患者术前临床诊断为巨大淋巴结增生症，这是一种少见的良性淋巴结增殖性疾病，又称为血管瘤性淋巴样错构瘤。该病好发于胸部，尤其是纵隔，其次是颈部、腹部等。胸部 CT 表现与转移性肾透明细胞癌相似，都属于富血供肿瘤。分析本例误诊的主要原因是术前未将患者有肾透明细胞癌病史与纵隔肿物相互关联，单纯认为是两种孤立性肿瘤。此病例提示，对纵隔肿物的诊断不能完全依靠影像学检查，应该充分结合患者病史、症状、体征，仔细鉴别，全面考虑，方能明确诊断，精准治疗，使患者受益。

四、知识点总结与教学应用

(一)纵隔肿瘤及分区

见本章第一节知识点总结与教学应用。

(二)Castleman 病(Castleman's disease,CD)

Castleman 病属于原因未明的反应性淋巴结病之一,临床较为少见,又称巨大淋巴结增生症。其病理特征为明显的淋巴滤泡、血管及浆细胞呈不同程度的增生,临床上以深部或浅表淋巴结显著肿大为特点,部分病例可伴全身症状和(或)多系统损害。可分为单中心型(常见)和多中心型(少见),其中单中心型患者,多数病例手术切除肿大的淋巴结后,效果良好;而多中心型全身症状明显,预后较差。所有年龄均可发病,单中心型多发生于 20~30 岁年轻人,多中心型多发生于 40~60 的中老年人,男性多见。

Castleman 病的分类(图 4-13),根据发生部位可分为单中心型 CD(UCD)和多中心型 CD(MCD),MCD 进一步可细分为 POEMS 相关型 MCD、特发性 MCD 和 HHV-8 相关性 MCD。POEM(polyneuropathy,organomegaly,endocrinopathy,monoclonal plasma cell disorder,skin changes)是一组多部位器官受累的综合征,包括多神经病变、器官肿大、内分泌病变、单克隆浆细胞紊乱和皮肤变化。

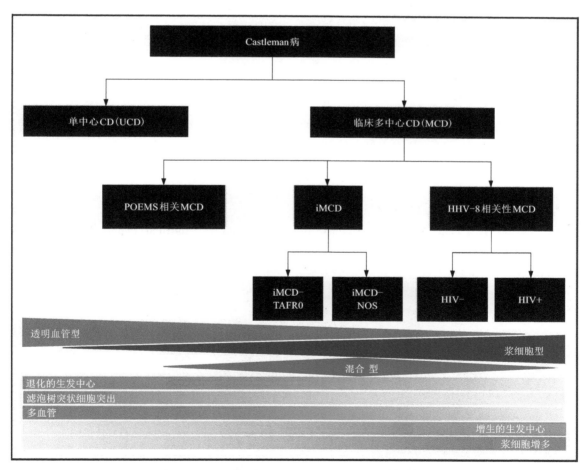

图4-13　CD 的分类。三角形和菱形表示每种病理在 CD 的不同亚型中出现的相对频率。
相对的红色和蓝色阴影反映了每种病理类型中血管增生或浆细胞病理的程度
(图片引自 Dispenzieri A,Fajgenbaum DC. Overview of Castleman disease. Blood. 2020,135(16):1353-1364.)

（三）肾透明细胞癌

1. 肾癌的病理分型

肾癌在病理上分为透明细胞型肾癌、颗粒细胞型肾癌、混合细胞型肾癌、未分化细胞型肾癌。其中，绝大多数为肾透明细胞癌，占肾癌的70%~80%，其癌细胞常排列成片状、条索状、腺泡状或管状，很像肾小管。

2. 肾透明细胞癌的临床表现

早期常无症状，或只有发热、乏力等全身症状，肿瘤体积增大时才被发现。临床主要表现为血尿、肾区痛和肿块。

3. 肾透明细胞癌的治疗

肾透明细胞癌在肾癌中恶性程度最低，但临床实际中常与其他类型混合存在。其发生血行转移的风险很高，约60%的患者存在转移可能，其中远处淋巴结转移率约为23%。

肾透明细胞癌一般采用肾根治性手术治疗。

（四）案例在临床教学中的应用

本案例可作为纵隔淋巴结知识点学习的引导案例。通过本案例学习，可以引申到纵隔分区、纵隔肿瘤治疗原则、纵隔淋巴结分区 肺癌淋巴结转移等知识点。

思政教育：临床经验表明，肾透明细胞癌的患者需进行终身复查，患者的既往病史在诊断中具有重要性。

（五）案例思考及拓展

（1）思考：巨大淋巴细胞增生症术前应完善哪些检查？

（2）该患者术前行支气管镜超声引导下穿刺活检的临床意义和风险有哪些？

（3）患者术后是否需要后续的辅助治疗？

声明：

案例已发表在 *Front Oncol.* （SCI收录）杂志上。

Lin H, Zhang H, Cheng Y, et al. Solitary Metastasis in the Mediastinal Lymph Node After Radical Nephrectomy for Clear Cell Renal Cell Carcinoma：A Case Report and Literature Review. Front Oncol. 2020 Dec 17；10：593142.

参考文献

[1]CHOUEIRI T K, Motzer R J. Systemic Therapy for Metastatic Renal-Cell Carcinoma [J]. N Engl J Med, 2017, 376(4)：354-366.

[2]CAPITANIO U, MONTORSI F. Renal cancer [J]. Lancet, 2016, 387(10021)：894-906.

[3]TOSCO L, VAN POPPEL H, FREA B, et al. Survival and impact of clinical prognostic factors in surgically treated metastatic renal cell carcinoma [J]. Eur Urol, 2013, 63(4)：646-652.

[4]BIANCHI M, SUN M, JELDRES C, et al. Distribution of metastatic sites in renal cell carcinoma：a population-based analysis [J]. Ann Oncol, 2012, 23(4)：973-980.

[5]KANZAKI R, HIGASHIYAMA M, OKAMI J, et al. Surgical treatment for patients with solitary metastasis in the mediastinal lymph node from renal cell carcinoma [J]. Interact Cardiovasc Thorac Surg, 2009, 8(4)：485-487.

[6]THOMPSON L D, HEFFESS C S. Renal cell carcinoma to the pancreas in surgical pathology material [J]. Cancer, 2000, 89(5)：1076-1088.

[7]李鲁，潘江峰.胰腺转移性肾透明细胞癌的CT表现［J］.中国临床医学影像志，2013，24（10）：698-700.

[8]沈明敬，徐忠恒，徐中华，等.胸腔 Castleman 病诊治分析［J］.中华胸心血管外科杂志，2014，30（8）：491-492.

[9]LIN H, ZHANG H, CHENG Y, et al. Solitary Metastasis in the Mediastinal Lymph Node After Radical Nephrectomy for Clear Cell Renal Cell Carcinoma: A Case Report and Literature Review［J］. Front Oncol, 2020(10): 593142.

（程远大，张春芳）

第三节　纵隔肿瘤术 Horner 综合征 1 例

一、病例摘要

案例报道了 1 例青年女性，检查发现左后上纵隔占位，临床考虑神经源性肿瘤。患者接受了胸腔镜下纵隔肿瘤切除，术后出现了 Horner 综合征。经过随访，患者左侧眼睑下垂慢慢好转，但未痊愈。

二、诊疗过程

患者，女，26 岁，因体检发现左后上纵隔占位 1 个月就诊。既往体健。胸部 CT 提示病变位于左侧 T2 椎体旁，病变边界清晰，CT 值 42 Hu，大小约 35 mm×39 mm，增强后不均匀强化（CT 值为 45~77 Hu），考虑良性可能性大（图 4-14）。

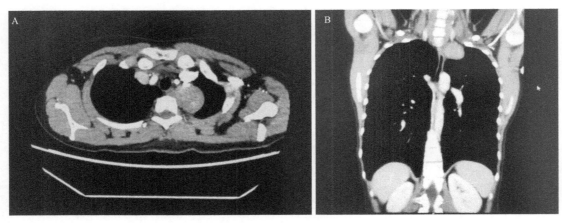

图 4-14　胸部 CT 提示左侧 T2 脊椎旁占位性病变，包膜完整

患者接受了胸腔镜手术，术中探查病变位于左侧胸膜腔出口脊柱旁，包膜完整。手术中打开包膜，钝性分离肿瘤，避免使用能量装置，注意保护交感神经，完整切除肿瘤（图 4-15）。

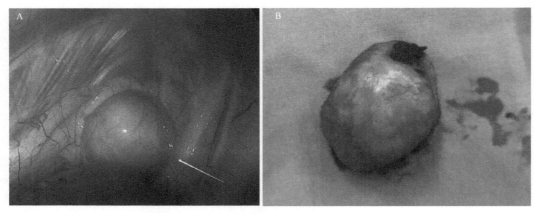

图 4-15　A. 胸腔镜视角下病变外观；B. 切除的肿瘤

患者术后第二天，出现左侧眼睑轻度下垂，左侧额部无汗，表现为 Horner 综合征（图 4-16）。

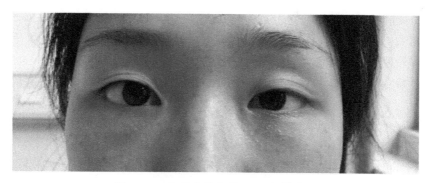

图 4-16 患者术后出现 Horner 综合征

治疗上予以营养神经、对症处理，手术恢复顺利，患者出院。术后病理诊断：神经鞘瘤。出院后随访，患者左侧眼睑下垂缓慢好转（图 4-17）。

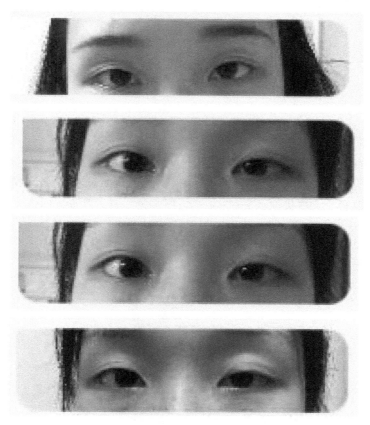

图 4-17 患者术后 Horner 综合征随访情况

三、病例特点分析与讨论

本病例是 1 例后纵隔高位的神经源性肿瘤，术前诊断和手术指征明确，肿瘤切除完整，手术顺利。术后出现轻微的 Horner 综合征，考虑由术中交感神经星状神经节损伤引起。对于术后 Horner 综合征，术前已进行了预判，术中为了防止损伤神经，在操作时也避免了能量器械的使用，但术后仍出现了神经相关的损伤。这主要考虑术中物理牵拉带来的损伤。术后经过随访，Horner 综合征恢复缓慢，术后半年内仍表现为双侧睑裂不对称，患侧睑裂变窄的情况。

在切除胸廓入口的肿瘤时，如何避免重要神经（如交感神经、星状神经节、臂丛神经等）的损伤，是需要临床医生术前预判、术中辨识、术后早期诊断和处理的问题。Horner 综合征对机体功能影响不大，但会极大影响患者的面部外观，导致面部的不对称，进而引发心理障碍。本例患者的 Horner 综合征症状轻微，仅表现为患侧睑裂稍微变窄。如果后期未能痊愈，可借助眼科手术技术恢复双侧眼睑裂对称，进而减少外观上的影响。

对于术中明确神经有离断的情况，需要在手术中请显微外科医生同台行神经修复。如术中出现不明神经损伤的情况，术后需要密切观察患者的临床表现，必要时完善肌电图、磁共振等相关检查。于术中明确神经保护完好，若术后出现相关神经损伤表现，可予以营养神经、高压氧等对症支持治疗。

胸外科手术可能会导致相关神经的损伤，如肺门和纵隔淋巴结清扫时可能损伤迷走神经、喉返神经或膈神经的损伤，后上纵隔或胸廓出口的肿瘤切除时可能导致交感神经、星状神经节或臂丛神经等损伤。不同神经的损伤会对患者带来不同的影响，因此胸外科手术中如何避免神经损伤是目前微创快速康复时代需要考虑的问题。目前的认识是术中进行神经传导功能检测、减少能量器械使用、避免神经过度牵拉等措施有助于减少神经损伤的发生。

四、知识点总结与教学应用

（一）纵隔肿瘤及分区

详见本章第一节知识点总结部分。

（二）Horner 综合征

Horner 综合征是一组以患侧眼球内陷、瞳孔缩小、上睑下垂、血管扩张及面颈部无汗为特征的交感神经麻痹症候群。

病因：在交感神经路径上，星状神经节（图 4-18）周围的炎症、肿瘤、创伤、手术、血栓形成或动脉瘤等任何原因导致星状神经节功能障碍，均可引发本病。

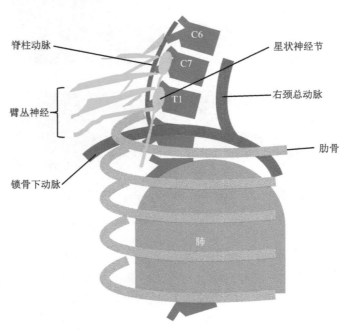

图 4-18　右侧星状神经节示意图

症状体征：

1）眼部症状：瞳孔缩小，上睑下垂、下睑轻度上提而睑裂变小，眼窝平滑肌失神经支配导致眼球内陷。

2）血管扩张：结膜充血，面色潮红，耳郭红润，鼻黏膜充血、鼻塞，皮温升高等。

3）汗闭：面颈部皮肤干燥无汗。

4）其他症状：泪液分泌增多或减少，病程长者可有半面萎缩或舌肌萎缩。

（三）案例在临床教学中的应用

本案例可作为纵隔肿瘤相关知识点学习的引导案例。通过本案例复习纵隔肿瘤的相关知识，包括纵隔分区、常见纵隔肿瘤及治疗原则。重点了解上纵隔肿瘤术后 Horner 综合征的相关知识。由 Horner 综合征延伸到手汗症的治疗，详见拓展学习。

思政教育：该患者因术前有明确的预判，进行了充分的术前谈话和告知，患者术后对出现 Horner 综合征的情况心理接受度更高。可通过本案例加强思政教育，突出术前谈话的重要性，必要时对于一些高风险手术，通过医务科，可以由法律顾问介入，进行全程录音录像的高风险谈话。

（四）案例思考及拓展

（1）思考：什么是胸廓出口综合征？

（2）推荐学习：手汗症的外科治疗。

手汗症（palmar hyperhidrosis，PH）是手部出汗超过正常生理需要量的一种症状，属于多汗症的一种。

1）分类：原发性手汗症（原因不明）和继发性手汗症，如甲亢、更年期综合征、精神障碍、中毒、药物等。

2）原因：原发性手汗症与交感神经过度兴奋有关。

3）手汗症症状分级：轻度，手掌潮湿；中度，手掌出汗时湿透一只手帕；重度，手掌出汗时呈滴珠状（图4-19）。

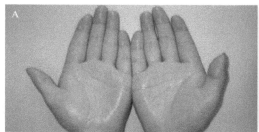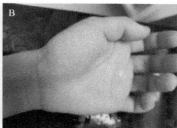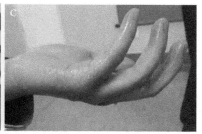

图 4-19　手汗症表现（A. 轻度；B. 中度；C. 重度）

（3）推荐文献。

许林. 肺上沟瘤的外科治疗进展. 中华胸部外科电子杂志，2022，09（3）：168-172.

（4）手汗症的微创手术治疗视频。

（扫码观看手汗症手术视频）

参考文献

[1]涂远荣,刘彦国.中国手汗症微创治疗临床指南(2021年版)[J].中国胸心血管外科临床杂志,2021,28(10):1133-1139.

[2]许林.肺上沟瘤的外科治疗进展[J].中华胸部外科电子杂志,2022,09(3):168-172.

[3]陈孝平,汪建平,赵继宗.外科学[M].9版.北京:人民卫生出版社,2018.

[4]张志庸.协和胸外科学[M].2版.北京:科学出版社,2010.

(程远大,李小燕)

第四节　胸腺瘤合并 Good 综合征 1 例

一、病例摘要

案例报道了一例老年女性，因反复腹泻就诊，检查发现上纵隔巨大占位。经正中开胸完整切除肿瘤，术后病理证实为胸腺瘤。结合患者腹泻症状，经文献检索，完善患者补体检查，发现患者免疫球蛋白缺陷，临床诊断为罕见 Good 综合征。治疗上予以患者补充丙种球蛋白，但腹泻反复未见明显好转，术后 8 个月患者因继发肺部感染导致呼吸功能衰竭而死亡。

二、诊疗过程

患者，女，68 岁，因消瘦 2 年，反复腹泻 1 年半，检查发现上纵隔占位 2 天，于 2020 年 5 月就诊。患者大便次数为 2~3 次/天，水样便，未见血便及脓液，体重较前减轻 25 kg，既往长期滥用诺氟沙星。胸部 CT 示上纵隔上腔静脉与气管间隙内见一大小约 9.1 cm×7.5 cm×8.6 cm 肿块，边界清晰，包膜相对完整，考虑神经内分泌瘤可能性大；右侧胸腔少量积液，心包少量积液（图 4-20）。入院后诊断考虑①纵隔肿瘤：神经源性肿瘤？巨大淋巴结增生症？其他。②腹泻查因：副瘤综合征？

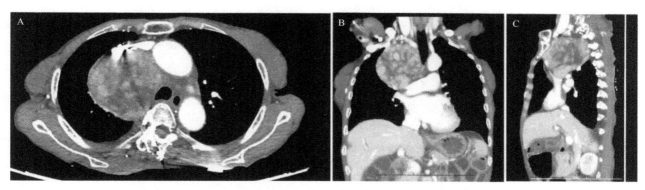

图 4-20　胸部增强 CT 显示上纵隔肿块（A. 水平位，B. 冠状位，C. 矢状位）

入院后完善相关检查，两次因患者术前腹泻突然加重而取消手术，术前腹泻次数突然增加至 10~14 次/天，呈水样便。于 2020 年 6 月 4 日行正中开胸探查，术中发现病变有完整包膜，无外侵（图 4-21）。手术打开包膜，完整切除病变。术后病理结果为 A 型胸腺瘤（图 4-22）。

患者完善相关风湿免疫全套检查，结果提示：补体 C3 为 629.0 mg/L（正常为 790~1520 mg/L），IgG 为 1.74 g/L（正常为 7~16 g/L）↓，IgA 为 216.0 mg/L（正常为 700~5000 mg/L）↓，IgM 为 <41.7 mg/L（几乎为 0，正常为 400~2800 mg/L）。T 淋巴细胞为 331.0 个/μL，诱导性 T 淋巴细胞为 149.0 个/μL，细胞毒性 T 淋巴细胞为 150.0 个/μL。结合患者纵隔肿瘤的病理结果及临床表现，诊断考虑 Good 综合征。治疗上予以抗感染、加强营养、定期补充丙种球蛋白、维持水电解质平衡等对症支持治疗。患者手术恢复顺利，腹泻无明显好转，于术后 3 周转至当地医院继续治疗。

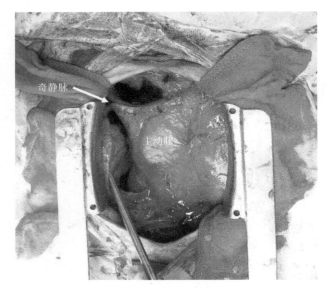

图 4-21 术中病变位置及切除后病变标本

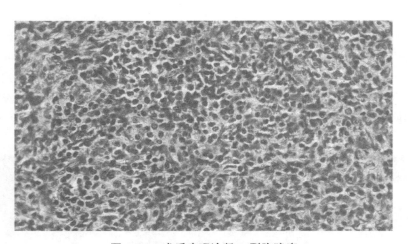

图 4-22 术后病理诊断 A 型胸腺瘤

2020 年 7 月，患者因严重营养不良再次入院，呈典型"舟状腹"（图 4-23）。治疗上予以对症支持，症状稍好转回当地。在当地医院定期补充丙种球蛋白，辅助静脉营养，治疗期间患者间断腹泻，4~8 次/天。2020 年 11 月患者因咳嗽、呼吸困难，行胸部 CT 检查，其结果提示右下肺不张，反复肺部感染。于 2021 年 1 月因呼吸功能衰竭而死亡。

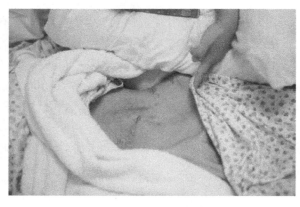

图 4-23 典型"舟状腹"

三、病例特点分析与讨论

本例患者是以腹泻为主要临床表现，术前相关检查未明确腹泻病因。相关检查发现患者上纵隔占位，性质不明，经过手术切除，术后病理证实为胸腺瘤。胸腺瘤是一类特殊的肿瘤，常合并副瘤综合征。通过文献复习，结合进一步的免疫细胞的分群，患者术后被诊断为罕见的 Good 综合征。

Good 综合征(Good's syndrome，GS)是一种罕见的综合征，临床表现为胸腺瘤合并低免疫球蛋白、低淋巴 B 细胞和 T 细胞、CD4$^+$/CD8$^+$比值颠倒。GS 往往难以术前诊断，缺乏典型临床特点。

截至 2017 年，我国共有 27 篇文献报道了 47 例 GS，其临床表现不一，基本上为胸腺瘤相关症状及免疫缺陷导致的感染症状。AB 型胸腺瘤占比 50%，单纯肺部感染占比 74%，皮肤感染占比 10%，消化系统感染占比 10%，自身免疫疾病占比 36%。GS 整体预后较差。

GS 是一种罕见的胸腺瘤相关的免疫缺陷性综合征，患者常表现为体液免疫和细胞免疫的缺陷，进而合并各种感染。AB 型胸腺瘤是 GS 最常见的类型，92.6% 的 GS 患者合并感染，51.2% 的 GS 患者同时合并自身免疫缺陷。在合并感染方面，肺部感染最常见(约 75%)，其次是皮肤和胃肠道感染，各占 10%；36% 的患者有腹泻症状，对于不明原因的腹泻患者，应警惕 GS 可能。GS 的治疗为对症支持治疗，定期静脉补充免疫球蛋白可减少体液免疫缺陷患者继发感染的概率。胸腺瘤的外科切除，可明确诊断，减轻肿瘤的压迫症状，是 GS 治疗的第一步，GS 的预后与合并感染的部位和类型有关。

本例患者胸腺瘤外科术后恢复良好，但因同时存在体液免疫和细胞免疫缺陷，免疫球蛋白治疗效果欠佳，最终因反复腹泻、恶病质，以及继发严重的肺部感染导致呼吸功能衰竭而死亡。

四、知识点总结与教学应用

(一)胸腺瘤

前纵隔常见肿瘤(图 4-24)，年发病率为 2.2~2.6 人/百万人，30%~50%合并重症肌无力，常见于 40~70 岁人群，儿童、青少年较少见。

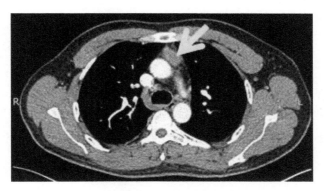

图 4-24 胸腺瘤的解剖位置及胸部 CT 表现

1.胸腺瘤的分类

根据 WHO 分类(2004 年第 3 版)，胸腺瘤分为 A 型、AB 型、B 型(细分为 B1 型 B2 型和 B3 型)和 C 型，该分类目前在临床应用最广。具体分类标准和定义如下：

A 型：MH 梭形上皮细胞构成，不含非典型或肿瘤淋巴细胞。

AB 型：混合表现，与 A 型相似，但含肿瘤淋巴细胞。

B 型：由圆形上皮样细胞组成。根据上皮细胞成比例地增加和不典型肿瘤细胞的出现，分 3 种亚型：

B1 型、B2 型、B3 型。

C 型：各类胸腺癌，包括鳞癌、淋巴上皮癌、肉瘤样癌、乳头状癌、未分化癌等。

2015 年 3 月，WHO 重新定义了胸腺瘤的生物学行为，将胸腺瘤定为恶性肿瘤，并取消了 C 型分类。

2021 年，WHO 对胸腺肿瘤分类进行了更新，将胸腺肿瘤分为胸腺瘤、胸腺癌、神经内分泌肿瘤三大类。其中，胸腺瘤根据病理上不同细胞成分的占比，再细分为 A 型、AB 型、B1 型、B2 型和 B3 型（表 4-1）。

表 4-1　胸腺上皮肿瘤 WHO 分类（2021 年）

胸腺瘤	ICD-O code	胸腺癌	ICD-O code
胸腺瘤，非特殊类型	8580/3	鳞癌	
A 型	8581/3	鳞状细胞癌，非特殊类型	8070/3
AB 型	8582/3	基底样癌	8123/3
B1 型	8583/3	淋巴上皮癌	8082/3
B2 型	8584/3	腺癌	
B3 型	8585/3	腺癌，非特殊类型	8140/3
伴有淋巴样间质的微结节型	8580/1	低级别乳头状腺癌	8260/3
化生型	8580/3	TC 伴腺样囊性癌样特征	8200/3
脂肪纤维腺瘤	9010/0	腺癌，肠型	8144/3
胸腺神经内分泌肿瘤	**ICD-O code**	腺鳞癌	8560/3
神经内分泌肿瘤		NUT 癌	8023/3
类癌/神经内分泌肿瘤，非特殊类型	8240/3	涎腺样癌	
典型类癌/神经内分泌肿瘤，G1	8240/3	黏液表皮样癌	8430/3
不典型类癌/神经内分泌肿瘤，G2	8249/3	透明细胞癌	8310/3
神经内分泌癌		肉瘤样癌	8033/3
小细胞癌	8041/3	癌肉瘤	8980/3
混合小细胞癌	8045/3	未分化癌	8020/3
大细胞神经内分泌癌	8013/3	胸腺癌，非特殊类型	8586/3

2. 胸腺瘤 Masaoka 分期

目前关于胸腺瘤的分期，WHO 推广 Masaoka 临床分期和 TNM 分期并行使用。其中 Mosaka 临床分期在临床上使用更为广泛，其具体分期标准如下（表 4-2）。

表 4-2　胸腺瘤 Masaoka 临床分期标准

Masaoka 分期		诊断标准
Ⅰ 期		肿瘤局限在胸腺瘤内，肉眼及镜下未见包膜浸润
Ⅱ 期	Ⅱa	肿瘤镜下超出胸膜包膜
	Ⅱb	侵犯或大块邻近周围脂肪组织，但未穿透纵隔胸膜或心包膜
Ⅲ 期	Ⅲa	肿瘤侵犯邻近组织或气管，包括心包、肺及大血管
	Ⅲb	肿瘤侵犯大血管

	IVa	肿瘤广泛侵犯胸膜和(或)心包
IV期	IVb	肿瘤扩散到远处器官

目前，胸腺肿瘤 TNM 分期采用 2017 年 AJCC(第八版)分期，其分期标准见表 4-3。该分期适用于胸腺瘤、胸腺癌、胸腺神经内分泌肿瘤、复合性胸腺癌。

表 4-3 胸腺瘤 TNM 分期

分期	定义
T	原发肿瘤
Tx	原发肿瘤无法评估
T0	T0 无原发肿瘤证据
T1	肿瘤包膜完整
T1a	肿瘤未侵犯纵隔胸膜
T1b	肿瘤侵犯纵隔胸膜
T2	肿瘤直接侵犯心包膜
T3	肿瘤侵犯任何一个器官：肺、无名静脉、胸壁、或心外肺动静脉
T4	肿瘤侵犯任何一个：主动脉(升支、主动脉弓或降支)、心内肺动脉、心肌、气管、食管
N	区域淋巴结
Nx	区域淋巴结转移无法评估
N0	无区域淋巴结转移
N1	前纵隔淋巴结转移
N2	胸深处淋巴结或颈部淋巴结转移
M	远处转移
M0	无远处转移
M1	有远处转移
M1a	孤立的胸膜或者心包结节
M1b	肺实质内结节或远处器官转移

总分期与 TNM 分期对应关系见表 4-4。

表 4-4 总分期与 TNM 分期对应关系

分期	T	N	M
I	T1a, b	N0	M0
II	T2	N0	M0
IIIa	T3	N0	M0
IIIb	T4	N0	M0
IVa	AnyT	N1	M0

IV a	AnyT	N0, N1	M1a
IV b	AnyT	N2	M0, M1a
IV b	AnyT	AnyN	M1b

（二）案例在临床教学中的应用

本案例可作为胸腺瘤病种及相关知识点学习的引导案例。通过本案例的学习，可以引申到胸腺肿瘤的分类、临床表现、治疗原则等。同时，可了解胸腺瘤常见的副瘤综合征，如重症肌无力的相关临床表现、发病机制、围术期处理等。

思政教育：通过此罕见案例 Good 综合征的诊断和治疗，提醒我们对临床上不明原因的临床症状，不要轻易放过，时刻要保持学习的心态，同时可通过案例锻炼临床思维和文献检索能力。

（三）案例思考与拓展

1. 思考：胸腺瘤合并重症肌无力的发病机制或原理。

2. 重症肌无力。

重症肌无力（myasthenia gravis，MG）是一种由自身抗体介导的获得性神经-肌肉接头（neuromuscular junction，NMJ）传递障碍的自身免疫性疾病，也是胸腺瘤最常见合并的副瘤综合征，常表现为晨轻暮重的特点。胸腺肿瘤的外科切除也是治疗 MG 的重要方法，部分 MG 患者在手术切除胸腺肿瘤后取得了缓解或治愈，但目前胸腺瘤合并重症肌无力的具体机制仍不明确。

重症肌无力可有不同的临床表现，根据美国重症肌无力基金会（myasthenia gravis foundation of America，MGFA）的分类及临床表现，由轻到重可分为五型，详见表 4-5。

表 4-5　MGFA 临床分型

分型		临床表现
Ⅰ型		眼肌无力，可伴闭眼无力，其他肌群肌力正常
Ⅱ型		除眼肌外的其他肌群轻度无力，可伴眼肌无力
	Ⅱa 型	主要累及四肢肌或（和）躯干肌，可有较轻的咽喉肌受累
	Ⅱb 型	主要累及咽喉肌或（和）呼吸肌，可有轻度或相同的四肢肌或（和）躯干肌受累
Ⅲ型		除眼肌外的其他肌群中度无力，可伴有任何程度的眼肌无力
	Ⅲa 型	主要累及四肢肌或（和）躯干肌，可有较轻的咽喉肌受累
	Ⅲb 型	主要累及咽喉肌或（和）呼吸肌，可有轻度或相同的四肢肌或（和）躯干肌受累
Ⅳ型		除眼肌外的其他肌群重度无力，可伴有任何程度的眼肌无力
	Ⅳa 型	主要累及四肢肌或（和）躯干肌受累，可有较轻的咽喉肌受累
	Ⅳb 型	主要累及咽喉肌或（和）呼吸肌，可有轻度或相同的四肢肌或（和）躯干肌受累
Ⅴ型		气管插管，伴或不伴机械通气（除外术后常规使用）；仅鼻饲而不进行气管插管的病例为Ⅳb 型

声明：

本案例已发表在《中国肿瘤临床》。程远大（通讯作者），艾燕，林航，周宇轩. 胸腺瘤合并 Good 综合征 1 例. 中国肿瘤临床，2022，49（12）：1.

参考文献

［1］KABIR A, ALIZADEHFAR R, TSOUKAS CM. Good's Syndrome：Time to Move on From Reviewing the Past［J］. Front Immunol, 2022(12)：815710.

［2］SHI Y, WANG C. When the Good Syndrome Goes Bad：A SystematicLiterature Review［J］. Front Immunol. 2021 (12)：679556.

［3］DONG J P, GAO W, TENG G G, et al. Characteristics of Good's Syndrome in China：A Systematic Review. Chin Med J (Engl). 2017, 130(13)：1604-1609.

［4］CHEN Y D, WEN Z H, WEI B, et al. Clinicopathologic features of Good's syndrome：Two cases and literature review ［J］. Open Med (Wars), 2021, 16(1)：532-539.

［5］中国免疫学会神经免疫分会. 中国重症肌无力诊断和治疗指南(2020 版)［J］. 中国神经免疫学和神经病学杂志, 2021, 28(1)：1-12.

［6］Nicholson AG, Detterbeck FC, Marino M, et al；Staging and Prognostic Factors Committee；Members of the Advisory Boards；Participating Institutions of the Thymic Domain. The IASLC/ITMIG Thymic Epithelial Tumors Staging Project：proposals for the T Component for the forthcoming (8th) edition of the TNM classification of malignant tumors. J Thorac Oncol. 2014；9(9 Suppl 2)：S73-80.

［7］程远大，艾燕，林航，等. 胸腺瘤合并 Good 综合征 1 例［J］. 中国肿瘤临床, 2022, 49(12)：1.

［8］陈孝平，汪建平，赵继宗. 外科学(第九版)全国高等学校教材［M］, 人民卫生出版社, 2018.

（程远大，艾燕）

第五节　纵隔巨大脂肪肉瘤 1 例

一、病例摘要

本文报道了 1 例中年男性，患有中后纵隔巨大肿瘤，肿瘤横跨后纵隔，延伸至双侧胸膜腔。经一次手术，采用双侧胸腔入路，切除肿瘤。术后病理诊断为脂肪肉瘤。经文献检索，发现中后纵隔巨大脂肪肉瘤报道较少。

二、诊疗过程

患者，男，41 岁，体检发现后纵隔占位，无咳嗽、胸痛、胸闷等不适。既往体健。胸部 CT（图 4-25）可见后纵隔巨大脂肪密度影肿块，主动脉弓、左锁骨下动脉、胸主动脉、左右肺动脉受压。支气管镜检查提示气管外压狭窄，左主、右主、右中间支气管外压狭窄均在 60% 以上（图 4-26）。胃镜提示距离门齿 25~35 cm 处食管隆起病变，表面光滑，考虑食管外病变外压引起（图 4-27）。患者肺功能检查提示轻度弥散功能下降。心电图提示窦性心律，不完全性右束支传导阻滞，顺钟向转位，电轴右偏。

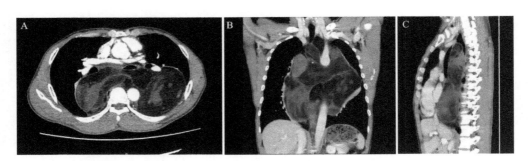

图 4-25　胸部 CT（A. 水平位，B. 冠状位，C. 矢状位）显示纵隔巨大脂肪密度肿瘤

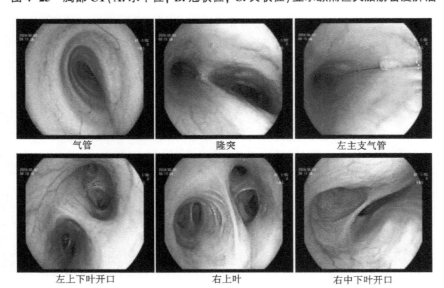

气管　　　　　　　隆突　　　　　　左主支气管

左上下叶开口　　　右上叶　　　　右中下叶开口

　　　　　　　图 4-26　术前支气管镜

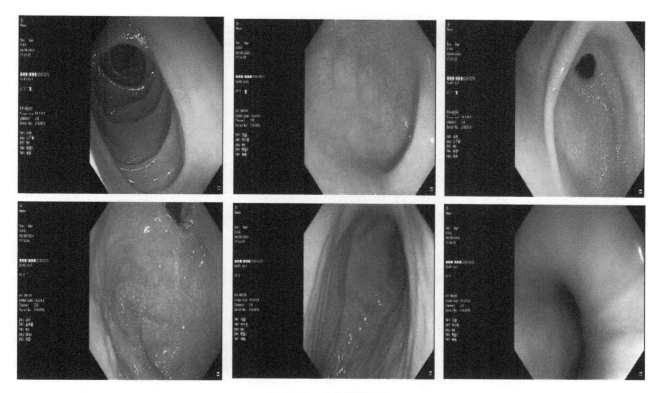

图 4-27 术前胃镜检查

患者于 2024 年 6 月 11 日在全麻下接受了双侧胸腔入路纵隔肿瘤切除。手术先从左侧入路进胸，切除部分第 6 肋骨，探查见肿瘤沿着后纵隔生长(图 4-28)，上至锁骨下动脉水平，下至膈肌水平，位于气管和支气管后方，包绕主动脉及其分支。小心解剖后纵隔间隙，逐步游离食管，予以过带悬吊保护，逐步切除左侧胸腔内肿瘤。经彻底止血后关胸。同法右侧进胸，切除部分第 6 肋骨，完成右侧纵隔肿瘤切除(图 4-29)，术中探查见食管壁部分受累，切除后出现食管破损，予以同期分层缝合修补。

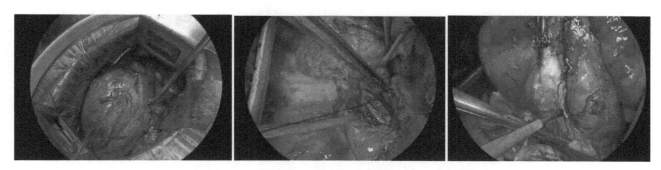

图 4-28 术中照片见肿瘤巨大，与纵隔各器官关系密切

术后予以留置胃管，治疗上予以加强营养、预防感染、通畅引流等对症支持治疗。2024 年 6 月 16 日复查胸部 CT 提示双侧少量积液，左下肺部分不张，心脏受压情况解除，纵隔呈肿瘤切除术后改变(图 4-30)。

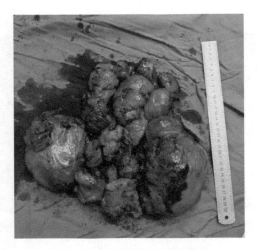

图 4-29　术中切除的肿瘤标本

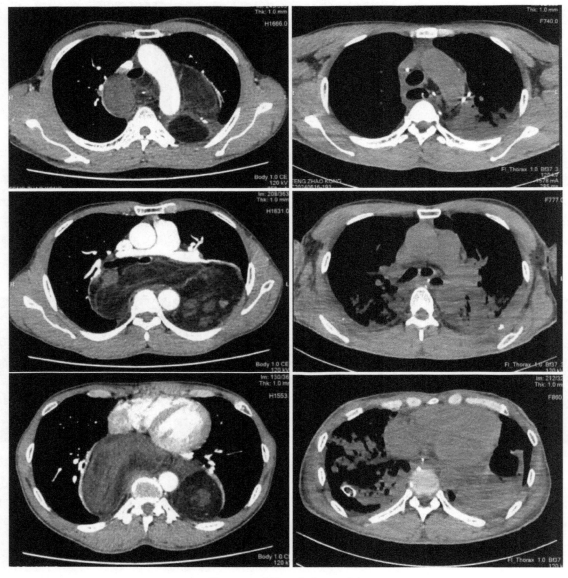

图 4-30　术前、术后 CT 对比

2024年6月19日复查上消化道碘水造影，未见食管瘘，予以逐步恢复进食（图4-31）。复查支气管镜提示气管及双侧支气管受压情况缓解（图4-32）。患者逐步恢复进食后未诉特殊不适，于2024年6月23日出院，伤口恢复良好（图4-33）。

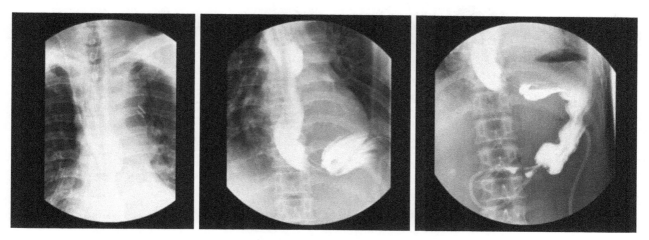

图4-31　上消化道碘水造影，未见食管瘘

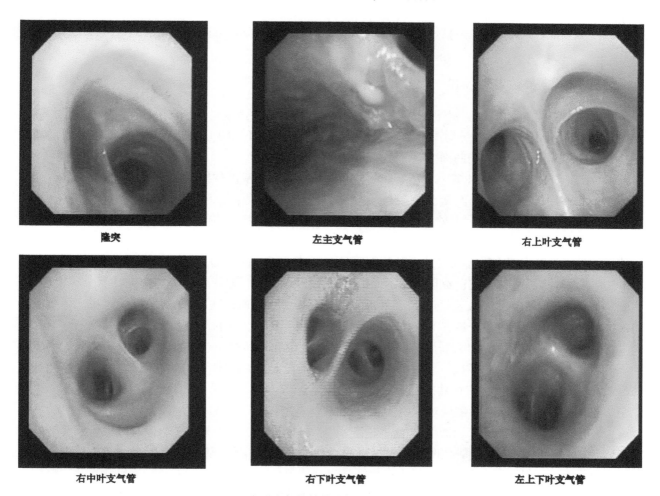

图4-32　术后支气管镜检查显示管腔外压狭窄改善

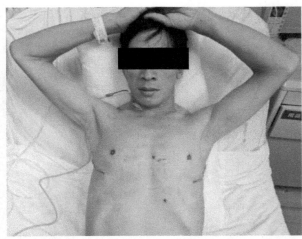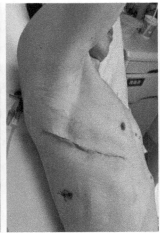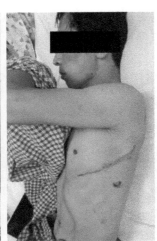

图 4-33 患者出院前手术切口

患者术后病理结果为：纵隔高分化/黏液样脂肪肉瘤。免疫组化：CK-Pan（-），EMA（-），Vimentin（+），Desmin（-），Myogenin（-），Ki67（5%+），CD34（+），CD31（-），S-100（+），CD99（+），Bcl-2（+），HMB45（-），SMA（-），INI1（+），MUC4（-），Fli-1（-），β-Catenin（-），MDM2（-），STAT6（-），SATB2（-）。

三、病例特点分析与讨论

本病例是 1 例巨大的中后纵隔肿瘤，肿瘤横跨纵隔延伸至双侧胸腔。肿瘤对邻近的器官，包括气管、支气管、食管、心脏、大血管等均产生了不同程度的挤压，但患者无明显临床表现，提示该肿瘤进展缓慢，术后的病理结果证实为脂肪肉瘤。

脂肪肉瘤是成人软组织肿瘤中较常见的一种恶性肿瘤，发病率占软组织肿瘤的 14%~18%，男性多于女性，好发于中老年人，也可见于青少年。纵隔软组织肿瘤比较罕见，约占纵隔恶性肿瘤的 2%~6%，其中原发性纵隔脂肪肉瘤更为少见。该患者术前相关检查未发现其他部位肿瘤，故考虑该纵隔脂肪肉瘤为原发性。

目前对于胸腔内巨大肿瘤的界定，以肿瘤质量及大小为准；即肿瘤质量>1 kg，或肿瘤体积占胸腔 50% 以上，并伴有纵隔移位或前纵隔肿瘤合并气管压迫和/（或）上腔静脉回流障碍，可称为巨大肿瘤。该纵隔脂肪肉瘤体积巨大，长径超过 30 cm，虽未进行重量检测，通过胸部 CT 可见肿瘤体积已占胸腔的 50% 左右，同时对纵隔内多个器官产生了明显的挤压，是一个巨大的胸腔肿瘤。

脂肪肉瘤治疗首选手术切除，局部广泛切除是减少复发和转移的有效措施。对于胸腔内巨大实质性肿瘤，手术也是有效的治疗手段。但该类手术难度高、风险大，在麻醉和手术技术上，以及术后的处理和并发症的预防方面均有较高的要求和显著的特殊性。

首先，肿瘤体积巨大，可能会对术中的麻醉双腔气管插管造成影响。虽然该患者气管和支气管有外压狭窄，但是还是成功进行了双腔气管插管。其次，术中手术体位对患者的影响也需考虑。巨大的肿瘤在麻醉后，因肌张力松弛，侧卧位时容易对纵隔或心脏产生较大压力，从而导致生命体征不稳定。该患者因肿瘤位于中后纵隔，术中侧卧位时生命体征未出现明显的波动和变化。再者，因肿瘤巨大，单侧胸腔入路难以实现根治性切除，故选择了同期双侧进胸进行肿瘤切除。该手术难点是中后纵隔内重要脏器较多，且被肿瘤挤压移位，失去正常的解剖位置，术中容易发生医源性器官损伤，包括气管、支气管、食管、胸导管、迷走神经、大血管、心包等损伤。术中发现肿瘤部分侵犯食管壁，在游离过程中发生食管损伤，予以同期修补，术后的碘水造影提示食管损伤部位愈合良好，未发现食管瘘。部分肿瘤血运丰富，术前需做好术中大出血风险的防范，必要时可行血管造影，提前做好肿瘤血供的栓塞。最后，需注意术后的管理和并发症的预防。患者手术时间长，术中范围波及多个脏器，可能存在功能上的障碍、如术后食管蠕动障碍、咳嗽反射障碍、胃消化功能障碍、肺不张、肺部感染等问题。该患者术后胸部 CT 复查提示存在双下肺部分肺不张表现。

脂肪肉瘤一般预后较差，术后应定期复查，一旦出现小肿瘤复发，应及时处理，必要时可再次手术切除。对于无法根治性切除的患者可予以放疗。该患者的病理结果为高分化/黏液样脂肪肉瘤，也称为不典型脂肪肉瘤（atypical lipomatous tumor，ALT），其生长较为缓慢，因此 ALT 患者往往无明显临床表现，当肿瘤体积巨大时可产生压迫症状。

四、知识点总结与教学应用

（一）知识点

1.脂肪肉瘤的概念与分类

软组织肉瘤是一种罕见的恶性肿瘤，占成人恶性肿瘤的 1% 以下。脂肪肉瘤（liposarcoma）是常见的软组织肿瘤，约占软组织肉瘤的 20%，起源于血管周围、体腔及肌间隙的未分化的间叶细胞，由前脂肪细胞到成熟脂肪细胞不同分化阶段的细胞构成，较少数可能为脂肪恶变而来。

WHO 对脂肪肉瘤进行了分类，包括四型：不典型脂肪肉瘤（或高分化脂肪肉瘤）、去分化脂肪肉瘤、黏液样细胞脂肪肉瘤和多形性脂肪肉瘤。在这四种分型中，不典型脂肪肉瘤如果能进行根治性切除，其预后最好。

2.脂肪肉瘤的临床表现

临床上常无典型表现，表现为深在、无痛性生长的巨大肿瘤。后期常因肿瘤体积巨大而产生相应的压迫症状。

3.脂肪肉瘤的治疗

手术是目前治疗软组织肉瘤的主要手段，但由于软组织肉瘤周围多存在由细胞碎片、炎性细胞和潜在肿瘤组织构成的假包膜，因此大多数软组织肉瘤具有侵袭性生物学行为，在手术切除后仍有复发及转移的风险，其中通过血行转移发生的肺转移占大部分，而通过淋巴结转移则相对少见。

4.脂肪肉瘤的预后

脂肪肉瘤的预后与其生长的部位有关。如果肿瘤生长的部位可进行完整手术切除，则肿瘤边缘切除干净后不复发。发生于深部的组织的肿瘤，有多次复发的倾向，常因肿瘤在局部无法控制的侵袭性生长或去分化和转移而导致死亡。不可手术切除的脂肪肉瘤预后较差，复发率较高，全身治疗效果仍不理想。

（二）案例在临床教学中的应用

（1）知识点学习：本案例可作为纵隔肿瘤或软组织肿瘤的引导案例。通过本案例的学习，可延伸到纵隔的概念、纵隔的分区、纵隔肿瘤的分类及治疗等。也可以拓展到软组织肿瘤，尤其是脂肪肉瘤的学习，了解罕见肿瘤的相关知识。同时，通过本案例可以再次对胸腔巨大肿瘤的外科治疗这一知识点进行回顾复习，结合第三章第一节的孤立性纤维瘤一起学习胸腔巨大肿瘤外科手术的注意事项。

（2）思政教育：在安全的前提下，能同期解决的问题，不留给下一次。这不仅节省了治疗费用，还减少了患者的痛苦。我们的人生应该如何规划，我们的学习和工作也是一样，能同时完成的事情，不应分次完成，应该学会高效地工作和学习。

(三)案例思考与拓展

(1)思考:该肿瘤是否有微创切除的可能? 机器人微创手术在该肿瘤中是否有优势?

(2)思考:如果术中双侧迷走神经损伤,会对患者产生哪些影响?

(3)思考:该患者同期手术和分期手术有何区别,各有哪些优缺点?

(4)拓展:你还知道哪些纵隔的罕见肿瘤?

声明:

该病例资料由庄炜教授诊疗组提供。

参考文献

[1]Suster D I, Suster S. Liposarcomas of the mediastinum. Mediastinum[J]. 2020 Sep30, 2020(4):27.

[2]中国研究型医院学会腹膜后与盆底疾病专业委员会. 腹膜后脂肪肉瘤诊断和治疗专家共识(2016)[J]. 中国微创外科杂志, 2016, 16(12):1057-1063.

[3]郭清奎, 郑敏, 徐烨, 等. 巨大纵隔转移性脂肪肉瘤1例[J]. 中华胸心血管外科杂志, 2024, 40(2):114-116.

[4]王雪, 于胜吉. 脂肪肉瘤的研究进展[J]. 癌症进展, 2022, 20(22):2269-2271.

[5]DEN BAKKER M A, MARX A, MUKAI K, et al. Mesenchymal tumours of the mediastinum-part I[J]. Virchows Arch, 2015;467(5):487-500.

[6]LEE A T J, THWAY K, HUANG P H, et al. Clinical and Molecular Spectrum of Liposarcoma[J]. J Clin Oncol, 2018, 36(2):151-159.

(庄炜,周源)

第五章

胸壁肿瘤与胸部外伤

第一节 漏斗胸术后继发鸡胸 1 例

一、病例摘要

漏斗胸患者在接受 Nuss 手术后发生鸡胸的案例比较少见。本案例报道了 1 例 14 岁男性患者，因为漏斗胸接受了改良的 Nuss 手术。术后 2 个月，患者突然发生胸骨中下部向外凸出，形成鸡胸样改变。通过对比术前和术后的胸部 CT，继发的鸡胸不排除与 Nuss 手术所使用的钢板导致剑突−胸骨关节的反向弯曲有关。此案例提示我们，新型的改良钢板可能存在一定的不足，同时也提醒我们在行 Nuss 手术前对胸骨发育进行综合评估的重要性。

二、诊疗过程

患者，男，14 岁，因发现胸前区凹陷畸形（图 5-1）于 2022 年 7 月就诊于中南大学湘雅医院胸外科。胸部 CT 测量显示，漏斗指数（Haller 指数）为 4.0（图 5-2）。完善相关检查后，患者接受了漏斗胸手术，采用了超微创漏斗胸矫治手术，该术式和钢板是由中国上海的李国庆教授于 2015 年首次报道。手术在非胸腔镜引导下，成功放置了 190 mm 大小的矫形钢板，术中钢板两端均用钢丝固定于肋骨上。手术矫形效果满意（图 5-3），术后 2 天胸片复查提示钢板位置良好（图 5-4），双侧胸腔无液气胸。患者恢复良好，顺利出院。

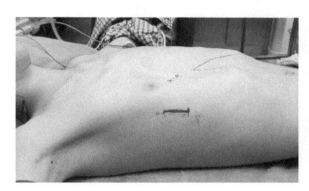

图 5-1 术前胸前区凹陷畸形

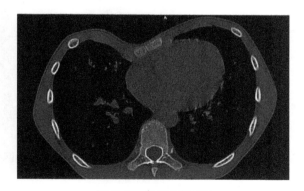

图 5-2 术前胸部 CT

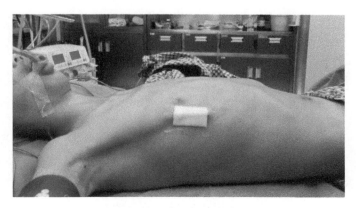

图 5-3 术后矫形满意

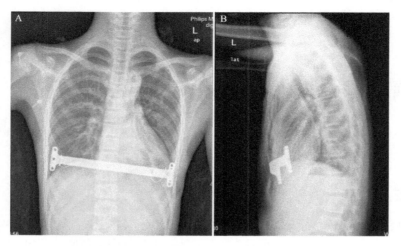

图 5-4　术后胸片(A.正位片,B.侧位片)

1个月后,患者复查胸片(图 5-5),结果良好,无特殊。2022 年 9 月,约术后 2 个月时,患者再次就诊,主诉胸前区突然凸起,无明显胸痛、呼吸困难等不适,外观呈鸡胸样改变(图 5-6)。完善胸部 CT 检查,没有发现钢板断裂和移位,也未发现骨折等,但发现患者的胸骨关节未融合(图 5-7)。未予特殊处理,在术后 1 年左右取出钢板。

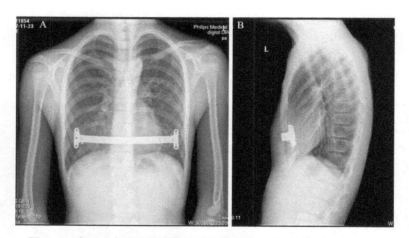

图 5-5　术后 1 个月胸片显示钢板位置良好(A.正位片,B.侧位片)

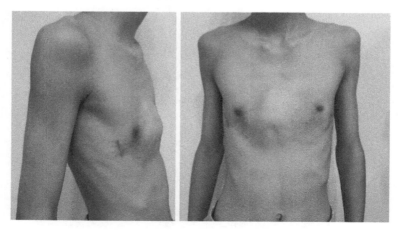

图 5-6　术后 2 月胸前区凸起畸形

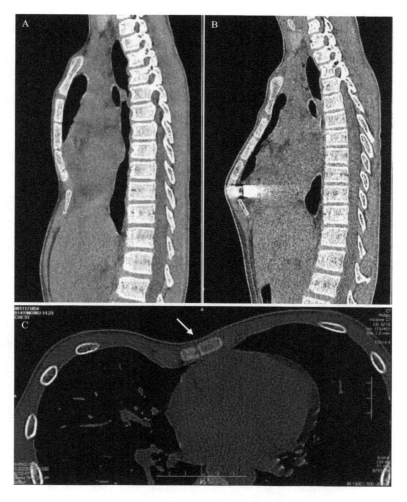

图 5-7　术前术后 CT 提示胸骨关节未融合

三、病例特点分析与讨论

临床上可见 Nuss 术后矫枉过正引起鸡胸，但对于漏斗胸手术 2 个月后继发鸡胸的情况，临床罕见。2008 年，Swanson 等人报道过漏斗胸术后 1 年内发展为鸡胸的案例，包括 2 例 Nuss 手术和 1 例 Ravitch 手术。在该报道中，Swanson 等人将这种情况称为反应性鸡胸（reactive pectus carinatum），并认为这种鸡胸的形成与胸部操作和矫形钢板放置引起的反应性成纤维细胞刺激有关。但是这种反应性鸡胸是由长期慢性刺激反应引起的，具有缓慢形成的过程，而我们报道的这个案例与 Swanson 等人报道的有所不同，其形成过程是突发的，且从胸部 CT 上没有看到明显软骨增生的改变，患者也没有纤维弹性遗传疾病。

该患者使用的矫形钢板是新型超微创漏斗胸矫形钢板，是由我国李国庆教授研发的，2014 年率先报道使用。该钢板的优势是钢板和导引器可以组装为一体，通过导引器的一次穿通即可实现矫形钢板的放置。此外，该钢板属于短钢板，固定形状，术中不需要塑形。钢板两端通过钢丝固定于肋骨。由于该钢板较短、弧度固定，钢板上抬力量较大，钢板的两端被固定在肋骨上，减少了肋骨的弹性缓冲，从而导致钢板对胸骨产生了很强的上台力。据报道，13 岁以上的男性未发现第三胸骨节段骨化中心，通过患者胸部的 CT 可见，患者的胸骨体垂直融合和水平融合均不全，暗示胸骨体和剑突关节处力量薄弱，这也可能是引起鸡胸的原因之一。

四、知识点总结与教学应用

(一)漏斗胸

1. 什么是漏斗胸

漏斗胸是指胸骨中下部向内凹陷而形成的一种先天性的胸壁外观畸形。其形成的原因不清,目前有两大学说:一是"肋软骨生长发育过快",另一种是"膈肌中心腱较短"。

2. 漏斗胸有什么危害

1)漏斗胸凹陷畸形严重者可压迫心肺,导致心肺功能不全。

2)漏斗胸外观畸形如果得不到及时矫治,随着患者年龄增长,可带来心理障碍。

3)漏斗胸常合并其他先天性畸形,如先天性心脏病(房间隔缺损、室间隔缺损等)、脊柱侧弯、马方综合征等。

3. 如何评估漏斗胸严重程度

漏斗胸严重程度常用漏斗胸指数来评估。常用的漏斗胸指数是 CT 指数,也称 Haller 指数。其计算方法是胸壁凹陷畸形最低点对应的胸廓的最大横径与最低点到脊柱前缘水平线的垂直距离的比值,即 A/C(图 5-8)。正常人 CT 指数平均为 2.52,当指数在 3.2~3.25 范围时属于轻度,3.25~3.5 时属于中度,大于 3.5 时属于重度。然而,CT 指数仅作为漏斗胸严重程度评估的参考。有些情况下,CT 指数正常但漏斗胸外观严重,或 CT 指数达到了重度但外观却正常(图 5-9),因此要客观地去看待。遇到这种情况时,我们通常需要使用矫正指数(Correction index, CI)来进一步评估。关于 CI 的计算,详见图 5-10。CT 指数与 CI 之间的对应关系如图 5-11 所示。临床上常用 CI=10 作为截断值,CT 大于 10 可诊断为漏斗胸畸形。

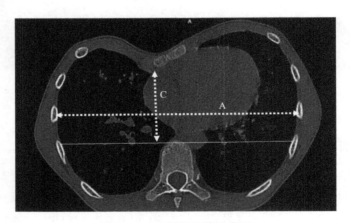

图 5-8 CT 指数计算示意图

Haller Index = 233.7/62.8=3.72   Haller Index = 213.5/99.1 =2.15

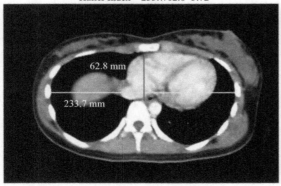
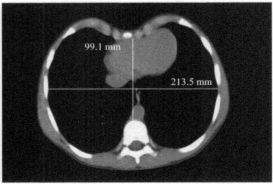

图 5-9 CT 指数与外观不一致

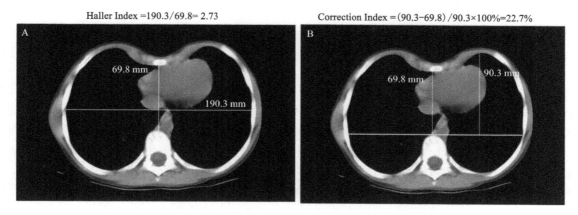

Haller Index =190.3/69.8= 2.73

Correction Index =(90.3-69.8)/90.3×100%=22.7%

图 5-10 矫正指数 CT 计算方法

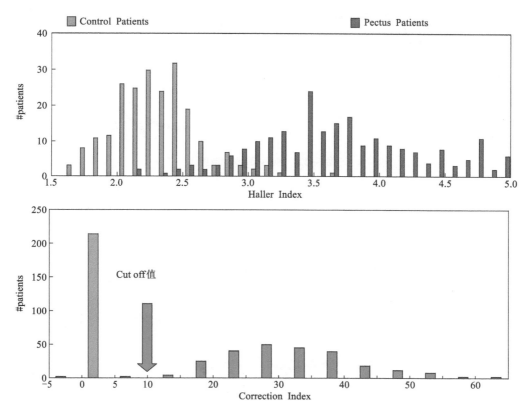

图 5-11 CT 指数与 CI 之间的对应关系(引自 St Peter SD,J Pediatr Surg. 2011)

4. 漏斗胸的手术指征

漏斗胸患者同时合并以下两个或两个以上标准:

1)CT 指数大于 3.25。

2)CT 或超声提示心肺功能受限。

3)二尖瓣脱垂。

4)心律失常。

5)限制性肺疾病。

5. 漏斗胸的治疗与 Nuss 手术

漏斗胸的治疗以外科治疗为主。历经胸骨翻转术、胸骨抬举术，目前治疗以微创漏斗胸矫治手术，即 Nuss 手术为主。

（二）Nuss 手术及其发展

Nuss 手术是由美国 Nuss 教授于 1998 年率先报道，即采用一个矫形钢板利用胸廓两侧的肋骨为支点，将凹陷胸骨下段顶起（图 5-12）。随着 Nuss 手术的不断改良和完善，该手术已被广泛接受，成为目前治疗漏斗胸常用的治疗方法。在 Nuss 手术原理基础上，2015 年我国李国庆教授报道了超微创漏斗胸矫形钢板（图 5-13），其设计是将钢板在制作时即进行统一塑形，而不需要术中再次塑形，从而节省了手术时间。此外，钢板的一侧前段可以与导引器连成一体，在进行导引器穿过胸腔时即可将钢板置入，解决了钢板再次置入的问题。2019 年我国王文林教授针对漏斗胸也设计了自己的钢板矫形原理，称为"Wang 手术"（图 5-14）。其钢板是放置在胸骨外，通过钢丝固定将凹陷的胸骨复原，达到矫形的目的。

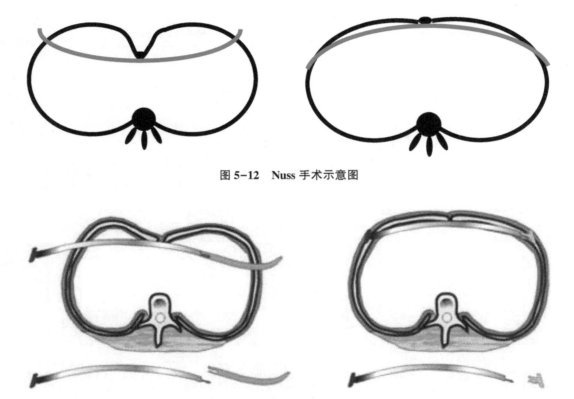

图 5-12　Nuss 手术示意图

图 5-13　李国庆教授超微创漏斗胸矫形钢板示意图

（三）案例在临床教学中的应用

该案例可作为胸壁畸形知识点学习的引导案例。通过本案例，可引申出漏斗胸和鸡胸这两个常见的胸壁畸形，包括漏斗胸和鸡胸的概念、临床表现、治疗原则，Nuss 及反 Nuss 手术原理等。

思政教育：通过本案例，促进同学们学会思考，透过表象看本质，发现现象背后的深层次原因，或许会有新的发现。此外，通过李国庆教授新型矫形钢板的研发和设计，教育同学们要学会思考，不应停留在前辈留下的成就上，而应发现和思考问题，推陈出新，不断创造。

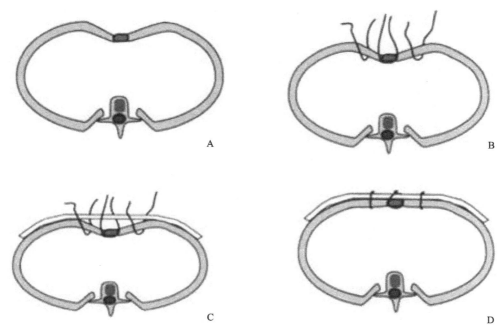

图 5-14　Wang 手术钢板设计原理示意图

（四）案例思考及拓展

（1）思考：人体胸骨关节融合的时间。

（2）思考：新型传统 Nuss 钢板与超微创漏斗胸钢板的异同。

（3）拓展：超微创漏斗胸显示手术演示视频。

（扫码观看超微创漏斗胸手术视频，视频由上海浦卫公司提供）

声明：

该案例已发表在 *Journal of Pediatric Surgery Case Reports* 杂志上。Yuxuan Zhou，Hang Lin，Chunfang Zhang，et al. Unexpected pectus carinatum：Reverse bending of xiphisternal joint after modified Nuss procedure. Journal of Pediatric Surgery Case Reports，Volume 89，February 2023，102574. https：//doi. org/ 10. 1016/j. epsc. 2022. 102574.

参考文献

［1］CHUNG C S，MYRIANTHOPOULOS N C. Factors affecting risks of congenital malformations. I. Analysis of epidemiologic factors in congenital malformations. Report from the Collaborative Perinatal Project［J］. Birth Defects Orig Artic Ser，1975 （11）：1-22.

［2］DE LOOS E R，PENNINGS A J，VANROOZENDAAL L M，et al. Nuss Procedure for Pectus Excavatum：A Comparison of

Complications Between Young and Adult Patients. Ann Thorac Surg, 2021, 112(3): 905-911.

[3]LI G, JIANG Z, XIAO H, et al. A novel modified Nuss procedure for pectus excavatum: a new steel bar. AnnThorac Surg, 2015, 99(5): 1788-1792.

[4]CROITORU D P, KELLY R E JR, GORETSKY M J, et al. Experience and modification update for the minimally invasive Nuss technique for pectus excavatum repair in 303 patients. J Pediatr Surg, 2002, 37(3): 437-445.

[5]HEBRA A, THOMAS P B, TAGGE E B, et al. Pectus carinatum as a sequela of minimally invasive pectus excavatum repair. Pediatr Endo surg Innov Tech, 2002, 6(1): 41-44.

[6]PAYA K. HORCHER E. NUSS D. Asymmetric Pectus Carinatum as Sequela of Minimally Invasive Pectus Excavatum Repair. Pediatr Endo surg Innov Tech, 2003, 7(3): 319-322.

[7]SWANSON J W, COLOMBANI P M. Reactive pectus carinatum in patients treated for pectus excavatum. JPediatr Surg. 2008; 43(8): 1468-1473.

[8]GUMELER E, AKPINAR E, ARIYUREK O M. MDCT evaluation of sternal development. Surg Radiol Anat, 2019, 41(3): 281-286.

[9]ST PETER SD, JUANG D, GAREY C L, et al. A novel measure for pectus excavatum: the correction index. J Pediatr Surg. 2011, 46(12): 2270-3.

[10]KELLY R E, GORETSKY M J, OBERMEYER R, et al. Twenty-one years of experience with minimally invasive repair of pectus excavatum by the Nuss procedure in 1215 patients. Ann Surg, 2010, 252(6): 1072-81.

[11]王文林, 龙伟光, 陈春梅. Wang 手术用于低龄漏斗胸治疗[J]. 南方医科大学学报, 2019, 39(2): 249-252.

[12]陈孝平, 汪建平, 赵继宗. 外科学[M]. 9 版. 北京: 人民卫生出版社, 2018.

（程远大，张春芳）

第二节　胸壁侵袭性纤维瘤病 1 例

一、病例摘要

本案例报道了 1 例中年女性，右前胸侵袭性纤维瘤病手术后约 2 年复发。在多学科联合治疗下，行右侧前胸壁肿瘤扩大切除，并胸骨、肋骨重建和带蒂穿支皮瓣移植。术后病检为梭形细胞肿瘤，考虑侵袭性纤维瘤病复发。术后恢复顺利，患者出院。

二、诊疗过程

患者，女，41 岁。2021 年 7 月发现右前季肋区胸壁肿物约 3 cm 大小，偶感胸痛，无胸闷、气促等不适。查体：肿物固定，皮肤表面光滑、无红肿。2021 年 10 月于外院行"右前胸壁软组织肿物切除"，术后病检为梭形细胞肿瘤。出院后，手术区持续隐痛，2023 年 3 月患者扪及右前胸壁原伤口处肿物，大小约 4 cm，再次就诊。查体：肿物固定，肿物与皮肤疤痕相连，边界不清。会诊原手术病理切片考虑"侵袭性纤维瘤病"，临床诊断考虑胸壁纤维瘤病复发。2023 年 12 月我院 CT（图 5-15）显示胸壁肿瘤术后改变，右前胸壁肿块：考虑肿瘤复发可能性大。

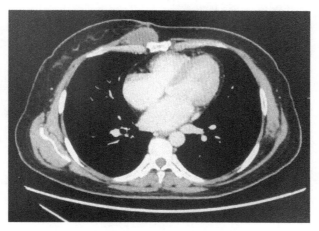

图 5-15　胸部 CT 提示右前胸壁肿瘤

经过胸外科、手显微外科、麻醉科多学科会诊，拟行"胸壁肿物扩大切除+胸廓重建术"。于 2024 年 1 月 9 日在全麻下行"右前胸壁肿物切除+胸骨重建+肋骨重建+带蒂穿支皮瓣移植术+筋膜瓣移植术+任意皮瓣形成术"。术中距离肿瘤边缘 4~5 cm 处作切缘，切断双侧第 3~7 肋软骨，平第 3 肋上缘切断胸骨，保留胸膜，将肿块所在胸壁的皮肤、肌肉、胸骨、肋骨完整切除（图 5-16）。使用 Prolone 缝线修补胸膜破口，用强生 Matrix 系统胸骨板固定于胸骨柄做胸骨重建，肋骨板固定于双侧肋骨断端和胸骨板做肋骨重建（图 5-17）。选择脐下 2 cm 为蒂设计横行腹壁下动脉穿支皮瓣。打通皮下隧道，使腹壁下动脉穿支皮瓣柄携带脂肪筋膜瓣覆盖于前胸壁钢板结构表面，完成软组织重建。术后予以雾化、化痰、抗感染、局部红外线理疗等对症支持治疗，复查胸片示骨性重建位置良好（图 5-18），伤口恢复良好（图 5-19），于术后第 20 天顺利出院。

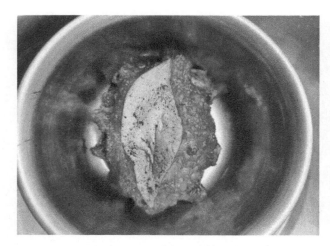

图 5-16　手术切除大体标本

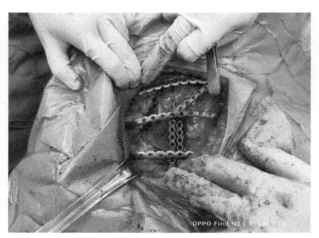

图 5-17　骨性重建

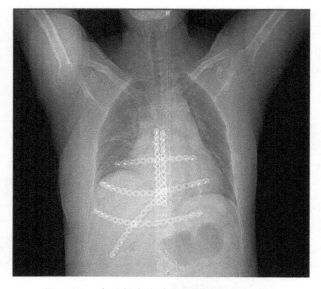

图 5-18　术后复查胸片示骨性重建位置良好

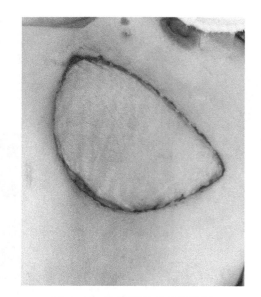

图 5-19　皮瓣移植重建后外观

三、病例特点分析与讨论

侵袭性纤维瘤病，顾名思义，具有侵袭性生长的特点，术后容易局部复发，远处转移相对少见。其治疗以外科扩大切除治疗为主。该患者肿瘤局部复发，因病变累及胸壁骨性结构和软组织，手术切除范围大，需要行胸壁重建。

胸壁重建是胸部外科手术后，修复受损胸壁结构、恢复胸壁正常功能的一种常用手段。当前，自体皮瓣已成为胸壁软组织重建公认的一种理想材料，但关于胸壁骨架重建材料的选择仍存在较大争议。除自体骨骼以外，非可降解材料在临床应用也较为常见，具有良好的组织强度及稳定性，且并发症较少。同时，随着胸壁重建材料研究的持续深入，生物可降解材料成为了临床应用试验及胸壁重建材料性质改良研究的新热点，其中 3D 打印可吸收材料具有较高的临床可行性。本例患者切除了部分胸骨和右侧第

3~7肋的软骨，缺失范围较大，骨性重建采用的是金属钛板材料。

金属材料在胸部骨架重建中应用广泛，其优点包括耐腐蚀、耐摩擦，具有良好的可塑性和生物相容性。当前对于非可降解材料在胸壁重建中的应用是否有较高的感染风险，仍存在较大争议，但专家共识明确指出，非可降解材料不适用于如下几种情况的修复：污染创面、严重感染创面和放疗后的创面。

此外，该患者软组织缺损较大，其重建选择了脐下2 cm为蒂设计的横行腹壁下动脉穿支皮瓣。软组织的重建往往需要显微外科同台协助，因此对于胸壁侵袭性纤维瘤的切除，多学科协作至关重要。

四、知识点总结与教学应用

（一）胸壁肿瘤

1.胸壁肿瘤概述

胸壁肿瘤（tumor of chest wall）是指起源胸壁深部软组织、肌肉、骨骼的肿瘤。根据来源可分为原发性和转移性两类；根据病理性质，原发性胸壁肿瘤又可以分为良性和恶性。胸壁肿瘤的特点如下：

1）骨骼来源的肿瘤中，80%起源于肋骨。

2）恶性肿瘤多为各种肉瘤，其中软骨肉瘤占30%~40%。

3）前胸壁及侧胸壁肿瘤多于后胸壁。

2.常见胸壁肿瘤

1）骨骼来源：纤维瘤、骨瘤、软骨瘤、骨软骨瘤等。

2）软组织来源：神经类肿瘤、脂肪瘤、纤维瘤、血管瘤及肉瘤等。

3）转移瘤：多为其他部位肿瘤转移至肋骨形成肋骨转移瘤。

3.胸壁肿瘤的治疗原则

1）胸壁良性肿瘤，较小无临床症状时，定期随访观察。

2）无法确定性质的胸壁肿瘤均应行手术切除以明确诊断。

3）转移性胸壁肿瘤若原发病变已切除，可考虑手术治疗。

4）对于恶性肿瘤侵犯肌肉、骨骼、肋间肌、胸膜等，应行胸壁组织整块切除，切除后胸壁缺损面积较大者，应同期行胸廓重建。

5）不能手术的胸壁恶性肿瘤，放疗和化疗有一定的缓解作用。

（二）侵袭性纤维瘤病

1.什么是侵袭性纤维瘤病

侵袭性纤维瘤病（aggressive fibromatosis，AF）又称硬纤维瘤病，是一种纤维母细胞克隆性增生性疾病，病情发展无法预测。WHO软组织肿瘤分类将其定义为软组织中间型肿瘤，具有浸润性生长、局部易复发但不转移的特点。AF占软组织肿瘤的3%，属于罕见病范畴，各年龄段均可发病，女性多于男性。AF可发生在身体的所有部位，以腹壁、腹内、胸壁、肩部、四肢等部位多见。

2.侵袭性纤维瘤病有什么临床表现

AF表现为无痛性的肿块，部分较大病变累及周围的血管、神经后可引起疼痛或相应的功能障碍。

对于临床怀疑为AF的患者，影像学检查首先选用MRI，它能评估肿瘤侵犯的范围及病变与周围组织的关系，有助于手术切除范围的评估。

3.侵袭性纤维瘤病的治疗

目前，对于AF患者建议先采取随诊观察策略，通过多次MRI增强扫描进行评估。针对进展期肿瘤患者制定下一步治疗方案时，需综合考虑患者意见，以及肿瘤初始大小、生长速度、解剖位置等方面因素。

(三)案例在临床教学中的推荐使用方式

本案例可用于胸壁肿瘤知识点的教学引导案例,通过本案例的学习引申到胸壁肿瘤的相关知识,包括胸壁肿瘤的分类、常见胸壁肿瘤类型,以及胸壁肿瘤的外科治疗原则等内容。

熟悉对于罕见疾病——侵袭性纤维瘤疾病(AF)的认识,了解相关疾病诊疗进展。

(四)案例思考与拓展

(1)思考:神经纤维瘤病的发病机制?

(2)思考:胸壁缺损重建的指征?

(3)推荐拓展学习。

1)侵袭性纤维瘤病诊疗进展(见参考文献[7])。

2)带蒂皮瓣移植适应证和技术难点有哪些?参考《特殊形式穿支皮瓣及其衍生术式命名专家共识》。

3)学习《胸壁肿瘤切除及胸壁重建手术中国专家共识(2018版)》。

参考文献

[1]WU C, AMINI-NIK S, NADESAN P, et al. Aggressive fibromatosis (desmoid tumor) is derived from mesenchymal progenitor cells. Cancer Res, 2010, 70(19):7690-8.

[2]VANBROEKHOVEN D L, GRüNHAGEN D J, DEN BAKKER M A, et al. Time trends in the incidence and treatment of extra-abdominal and abdominal aggressive fibromatosis: a population-based study. Ann Surg Oncol, 2015, 22(9):2817-23.

[3]KASPER B, BAUMGARTEN C, GARCIA J, et al. An update on the management of sporadic desmoid-type fibromatosis: a European Consensus Initiative between Sarcoma PAtients EuroNet (SPAEN) and European Organization for Research and Treatment of Cancer (EORTC)/Soft Tissue and Bone Sarcoma Group (STBSG). Ann Oncol, 2017, 28(10):2399-2408.

[4]MIR O, HONORé C, CHAMSEDDINE A N, et al. Long-term Outcomes of Oral Vinorelbine in Advanced, Progressive Desmoid Fibromatosis and Influence of CTNNB1 Mutational Status. Clin Cancer Res, 2020, 26(23):6277-6283.

[5]郑德春,陈韵彬,陈英,等. 侵袭性纤维瘤病的影像诊断及临床治疗分析[J]. 中国CT和MRI杂志, 2012, 10(3):91-94.

[6]梁健成,张延伟,肖衍. CT与MRI诊断腹部侵袭性纤维瘤病的影像学表现分析[J]. 世界复合医学, 2020, 6(8):110-112.

[7]朱杰. 侵袭性纤维瘤病诊疗进展[J]. 医学研究生学报, 2022, 35(2):214-217.

[8]王占磊,金健. 胸壁重建材料的应用现状及进展[J]. 组织工程与重建外科杂志, 2023, 19(5):502-506.

[9]中国医师协会胸外科医师分会. 胸壁肿瘤切除及胸壁重建手术中国专家共识(2018版)[J]. 中国胸心血管外科临床杂志, 2019, 26(1):1-7.

(张恒,周卧龙)

第三节　胸外伤多发肋骨骨折 1 例

一、病例摘要

案例报道了 1 例中年男性，骑摩托车摔伤致胸部多发肋骨骨折，伴连枷胸和呼吸功能衰竭，呼吸机辅助通气无法脱机。经多学科会诊后，患者接受了胸廓成形术及开放联合胸腔镜下肋骨骨折复位内固定术。术后患者顺利脱离呼吸机，康复出院。

二、诊疗过程

患者，男，42 岁。于 2022 年 7 月 20 日骑摩托车摔伤后昏迷，口腔、外耳道流血，当地医院予以抗休克、气管插管、抗感染等对症支持处理。1 周后，患者仍无法脱离呼吸机，遂转诊至我院。

入院查体：HR 112 次/分，BP105/64 mmHg，SPO_2 96%。患者镇静状态，气管插管，呼吸机辅助通气，双侧瞳孔等大，对光反应可。左侧胸廓大片淤青，可见反常呼吸运动。

入院后，完善相关检查，胸部 CT 及肋骨三维重建显示：双侧胸腔少量积液，双下肺部分肺不张，左侧第 1~8 后肋及第 3~6 前肋多发肋骨骨折，部分肋骨断端错位（图 5-20、图 5-21）。

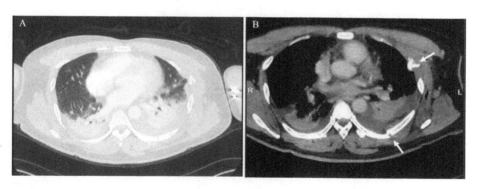

图 5-20　胸部 CT（A.肺窗，B.纵隔窗，白色箭头处为骨折处）

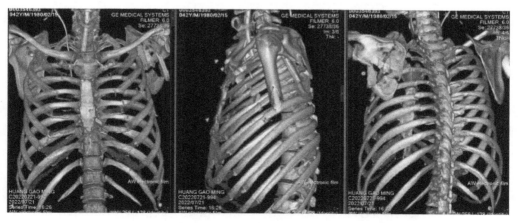

图 5-21　胸部 CT 肋骨三维成像显示左侧多发肋骨骨折

患者于 2022 年 7 月 28 日在全麻下接受左侧胸廓成形术(左侧开放肋骨骨折切开复位内固定术+左侧胸腔镜下肋骨骨折切开复位内固定术)+左侧胸腔镜下开胸探查术。术中探查见左侧第 3~6 肋骨前中段骨折且错位明显(部分呈 Z 形骨折)。切开复位后,使用强生 Matrix 系统肋骨板固定(图 5-22)。沿第 7 肋间进胸,置入胸腔镜镜头,探查见左侧胸腔积血约 500 mL,2~8 后肋见血肿,予以第 4、第 5 后肋切开复位后,使用胸腔镜专用记忆合金肋骨环抱器固定(图 5-23)。

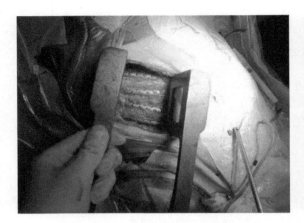
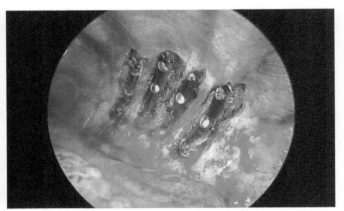

图 5-22　左侧前肋骨折开放内固定　　　　图 5-23　胸腔镜下后肋骨折复位内固定(腔镜视野,非此患者)

术后第 6 天,患者恢复自主呼吸,复查胸片示胸腔无积气积液,肋骨内固定位置良好(图 5-24)。予以拔除胸腔闭式引流管。术后第 9 天,患者转回当地康复医院接受进一步康复治疗。

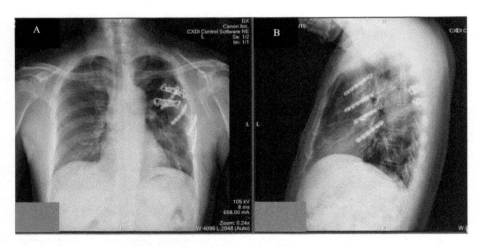

图 5-24　术后胸片(A.正位片,B.侧位片)

三、病例特点分析与讨论

本例是 1 例胸部外伤患者,左侧肋骨多根多处骨折,形成连枷胸导致呼吸困难,无法脱离呼吸机,手术指征明确。患者肋骨骨折特点为左侧高位后肋骨折,此区域因受到肩胛骨遮挡的影响,无法采用开放直视下的肋骨骨折内固定。因此对于本例患者中段和前段的肋骨骨折,以及高位后肋骨折,分别采用了开放联合胸腔镜下的肋骨骨折内固定手术。

肋骨骨折切开复位内固定手术(surgical stabilization of rib fracture,SSRF)是治疗肋骨骨折的外科治疗手段,但对于肋骨骨折手术指征一直存在争议。2023 年,中国胸部创伤临床研究协作组发布的《创伤性肋骨、胸骨骨折外科诊疗中国专家共识》中将肋骨骨折分为连枷胸和非连枷胸。共识中推荐，对于所有连枷胸患者都应考虑 SSRF(Level 2a, Grade B)，而对于非连枷胸的手术指征提出了以下几点：①≥3 根移位的肋骨骨折(Level 2a, Grade B)；②≥5 根移位不明显的不稳定型肋骨骨折(Level 2b, Grade B)；③因血气胸等需要胸腔探查合并同侧不稳定型肋骨骨折者(Level 2b, Grade B)；④有移位的 1~2 根肋骨骨折，NRS≥7，早期最佳保守治疗措施无效(Level 4, Grade C)；⑤有移位的低位肋骨骨折，存在损伤相关脏器或血管可能时，可考虑手术固定并探查胸或腹腔(Level 4, Grade C)。共识中对于特殊类型的骨折也做了相应的说明，如脊柱旁肋骨骨折并存在主动脉损伤潜在风险的患者，建议手术治疗。本例患者左侧多发多处的肋骨骨折，呈连枷胸状态，手术指征明确，术后顺利脱离呼吸机也再次验证手术的必要性。

对于手术方式的选择，本例患者采用了开放联合完全胸腔镜下的 SSRF。完全胸腔镜下经胸膜腔的 SSRF 是近年来提出的一种肋骨骨折内固定方式，该手术在理论上有如下优势：切口小，更广阔的胸腔内视野，避免了胸壁肌层的广泛游离，内固定物与肩胛骨的摩擦等。但缺点同样明显：需要专门的器械，大面积胸膜损伤，术后肺、胸壁致密粘连，给内固定物取出及其他原因导致再次开胸手术带来了极大困难。目前尚无全腔镜下肋骨内固定手术优于传统手术方式的证据。综上所述，胸腔镜下肋骨骨折内固定手术提供了新的入路方式选择，可作为常规手术的补充，值得有经验的单位尝试和探索，总结经验，以在材料、器械、手术技术方面进一步改进。因此，共识不建议常规开展全胸腔镜下 SSRF，有条件者可开展相关临床试验和研究，目前此术式更多应用于高位后肋，尤其是肩胛骨覆盖区附近的肋骨骨折。本例患者属于高位的后肋骨折，采用胸腔镜下的 SSRF 是合适的。

四、知识点总结与教学应用

(一)肋骨骨折

1.肋骨骨折的特点
1)1~3 肋骨粗短隐蔽，不易骨折。
2)4~7 肋骨较长，暴露面广，易骨折。
3)8~10 肋前端软骨形成肋弓与胸骨相连。
4)11~12 前端游离，弹性大，不易骨折。

2.连枷胸定义
连枷胸(flail chest)是指 3 根或以上连续的肋骨(含肋软骨)，每根发生 2 处或更多的骨折，导致局部胸壁软化，出现反常呼吸运动(即吸气时软化区内陷，呼气时相对外突)，甚至诱发呼吸衰竭。

3.肋骨骨折治疗原则
肋骨骨折处理原则为有效控制疼痛、肺部物理治疗、骨折固定及早期活动。

对于闭合性单处肋骨骨折，可采用胸带固定；对于多根多处肋骨骨折，尤其是连枷胸影响呼吸者或需要呼吸机辅助通气者，可采用手术或 VATS 肋骨内固定手术。

(二)血气胸

血气胸是胸部外伤最常见的合并症，胸腔闭式引流可有效减轻血气胸的影响及观察病情的变化。
气胸可分为三类：闭合性气胸、开放性气胸及张力性气胸。
根据胸片对气胸进行分度，可分为少量(肺压缩小于 30%)、中等量(肺压缩在 30%~50%)和大量(肺压缩大于 50%)。以气胸侧肺压缩边缘距离侧胸壁的距离(a)占胸廓内径(b)的比值进行评估：$a/b=$ 1/4 时，肺压缩约 30%；$a/b=1/3$ 时，肺压缩约 50%；$a/b=1/2$ 时，肺压缩约 65%。因此，根据胸片，当 a/b 小于 1/4 时，一般是少量气胸；a/b 大于 1/3 时，一般是大量气胸(图 5-25)。
纵隔扑动(mediastinal flutter)是指开放性气胸时，由于呼吸过程中出现两侧胸膜腔内压力不均衡的周期性变化，纵隔在吸气时移向健侧，呼气时移向伤侧。

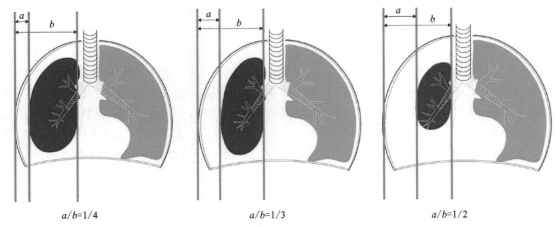

$a/b=1/4$ $a/b=1/3$ $a/b=1/2$

图 5-25 根据胸片测量气胸量示意图

胸腔积液量的分度标准：≤500 mL 为少量；500~1000 mL 为中量，≥1000 mL 为大量。

进行性血胸的判断标准：①持续心率增快、血压降低，或虽经积极补液血压仍偏低；②胸腔引流量在充分引流后，每小时超过 200 mL，连续 3 小时；③血红蛋白量、红细胞计数减少及血细胞比容进行性降低，引流液中的血红蛋白量和红细胞计数与周围血象接近，且迅速凝固。

（三）胸腔闭式引流

1.胸腔闭式引流指征

1）中-大量气胸、开放性气胸、张力性气胸。

2）经胸腔穿刺术治疗后，肺仍无法复张者。

3）需要机械通气或人工通气的气胸或血气胸者。

4）拔出胸腔引流管后，气胸或血胸复发者。

5）开胸手术后。

2.胸腔闭式引流拔管指征

1）无持续漏气，即胸腔引流管咳嗽时无气泡溢出。

2）引流液颜色淡黄清亮，且 24 小时引流量小于 100 mL。

3）复查胸片显示胸腔无明显积液、积气，肺复张良好。

（四）案例在临床教学中的推荐使用方式

本案例可作为胸部外伤知识部分学习的引导案例，尤其适用于是肋骨骨折、血气胸、肺挫伤等知识点的学习。

通过本案例的治疗特点，引导学生客观对待肋骨骨折内固定手术，以及胸腔镜技术在胸外科中的应用。

思政教育：通过本例胸腔镜在胸部外伤后肋骨骨折中的应用，启迪学生发散思维，学会拓展器械的应用范围。

（五）案例思考与拓展

（1）思考：胸腔镜下肋骨骨折内固定适用于哪些情况？

（2）拓展学习：胸腔闭式引流操作及拔管操作。

（3）《创伤性肋骨、胸骨骨折外科诊疗中国专家共识》，见参考文献［3］。

（4）扫码观看胸腔引流管拔管视频。

（扫码观看胸腔引流管拔管术）

参考文献

［1］陈孝平，汪建平，赵继宗. 外科学［M］. 9 版. 北京：人民卫生出版社，2018.

［2］陈翔，吴静. 湘雅临床技能培训课程（第 2 版）［M］，高等教育出版社，2019.

［3］中国胸部创伤临床研究协作组. 创伤性肋骨、胸骨骨折外科诊疗中国专家共识［J］. 中华胸心血管外科杂志，2023，39（9）：513-530.

（张恒，周卧龙，程远大，李小燕）

第四节　颈胸部锐器伤 1 例

一、病例摘要

　　案例报道了一例中年建筑工人，在工地作业时被高空坠落的钢筋从颈部刺入体内。经多学科讨论，最终在胸腔镜辅助下顺利取出钢筋。

二、诊疗过程

　　患者，男，38 岁，因工地作业时不慎被高处坠落的钢筋击中颈部 1 小时入院（图 5-26）。入院后完善相关检查，生命体征相对平稳，HR 110 次/分，BP 138/66 mmHg，R 26 次/分，SPO_2 99%。查体：患者左侧颈部可见钢筋刺入，刺入点无明显活动性渗血，颈部无红肿。双侧呼吸音清晰，左侧呼吸音稍偏低。辅助检查：CT 提示异物经颈部脊柱旁可疑刺入左侧胸腔，左侧胸腔无明显液气胸（图 5-27）。患者经过胸外科、脊柱外科、血管外科、耳鼻喉头颈外科、麻醉科等相关科室会诊后，拟由胸外科进行开胸探查手术。

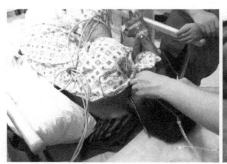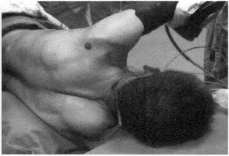

图 5-26　颈胸部受伤患者

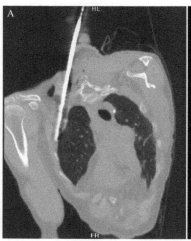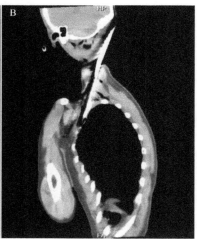

图 5-27　外伤患者胸部 CT

胸腔镜探查时，经第 7 肋间腋中线做 1 cm 光源孔，置入胸腔镜进行探查。探查中见钢筋前端穿透胸壁刺入胸膜腔，前端突入左侧胸膜腔约 2 cm，肺组织完整，胸腔内无明显活动性出血。在胸腔镜直视引导下，经外部缓慢取出钢筋(图 5-28)。钢筋取出后，患者胸腔无明显活动性出血，未予特殊处理，颈部切口清创后予以留置引流条，胸腔留置胸腔引流管。术后患者恢复顺利，2 天后拔管出院。

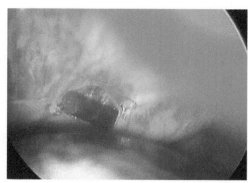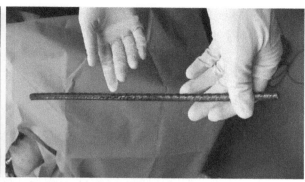

图 5-28　术中胸腔镜下视野和取出的钢筋标本

三、病例特点分析与讨论

本病例为特殊外伤案例，属长条形锐器(钢筋)刺入伤。根据刺入身体的部位不同，长条形锐器对患者造成的损伤也是不同的，但目前针对长条形锐器造成的外伤缺少相应的共识或指南。

本例的特点包括以下几点：

1) 特殊锐器——钢筋。该外伤常见于建筑工地，可分为钢筋高坠落和患者高空坠落，两种形式的损伤均可导致穿透性和非穿透性损伤，以患者高空坠落导致穿透性损伤为多。

2) 患者就诊时生命体征平稳。长条形锐器伤往往会对身体造成穿透性或刺入性的损伤。如果患者在就诊时生命体征相对平稳，往往提示锐器未损伤重要脏器或大血管，救治成功的可能性较大。本例患者在就诊时生命体征基本平稳，钢筋取出后，胸腔内或皮肤伤口均未见明显渗血。如果损伤了重要器官或大血管，患者在事发地或转运途中往往会出现病情的变化或休克。既往有报道指出，决定此类患者预后的因素包括：致伤原因和类型、送达医院的时间、抢救治疗措施和医院设备条件等。

3) 胸腔镜辅助钢筋取出。本案例患者在进行钢筋取出时，采取了胸腔镜直视辅助，增加了对钢筋取出过程中伤口出血情况的动态观察，做好了随时开胸止血的准备，确保了手术的安全。因此，对于长条形锐器伤患者，在不明病情的情况下，不应随意取出锐器，应保持身体与锐器的相对固定，尽快转运到医院救治，以免锐器取出后伤口出现活动性出血。

四、知识点总结与教学应用

(一)胸部外伤

1. 概述

1) 胸部外伤占创伤比例约为 25%。

2) 创伤死亡患者中约 25% 与胸部损伤有关。

3) 住院患者约 10% 需开胸手术。

4) 胸腔闭式引流是胸部外伤常用的治疗方法。

2. 院前急救处理

1) 原则：维持生命体征。

2）处理：保持呼吸道通畅、控制外出血、迅速转运

3. 院内急诊处理

1）原则：正确及时诊治快速致命性胸外伤。

2）急诊开胸探查指征共有 7 点（有下列情况应行急诊开胸探查），具体为：①进行性血胸；②心脏血管损伤；③严重肺裂伤或气管、支气管损伤；④食管破裂；⑤胸腹或腹胸联合伤；⑥胸壁大块缺损；⑦胸内存留较大异物（本例情况）。

4. 急诊室开胸手术（Emergency room thoracotomy）的概念

濒死与重度休克患者需最紧急的手术处理，有下列情况应行急诊室开胸手术：穿透性胸部外伤重度休克；穿透性胸部外伤濒死者，且高度怀疑存在急性心脏压塞。

（二）案例在临床教学中的应用

本案例可用于胸部外伤临床教学的引导案例。通过本案例引申出胸部外伤的相关知识点，如急诊开胸探查手术指征、胸部外伤的分类、胸部外伤的处理原则等。

思政教育：本案例的临床教育意义较大，其损伤外观严重，实则没有损伤重要脏器，通过胸腔镜轻松去除钢筋。因此，可以通过本案例加强同学们的思政教育，即不要被现象迷惑眼睛。同时，在本案例前期的多学科会诊中，教育学生们要勇于承担重任。

（三）案例思考与拓展

（1）思考：胸廓入口有哪些重要器官？本例中颈部的钢筋可能会损伤哪些器官或组织，术前应做好哪些准备？

（2）思考：异物插入体内的院外处理措施？

参考文献

[1]陈孝平，汪建平，赵继宗. 外科学[M]. 9 版. 北京：人民卫生出版社，2018.

[2]张志庸. 协和胸外科学[M]. 2 版. 北京：科学出版社，2010 年.

[3]程邦昌，涂仲凡，毛志福，等. 502 例下胸部锐器贯穿伤的治疗[J]. 急诊医学，2000，9（5）：302-304.

（程远大，张春芳）

第五节　肋骨尤文氏肉瘤 1 例

一、病例摘要

本文报道了 1 例年轻女性患者，胸壁巨大肿瘤，穿刺活检明确诊断为"尤文氏肉瘤"。经过 4 个周期化疗后，肿瘤缩小。经过多学科联合会诊，患者接受了外科手术，手术完整切除了胸壁肿瘤，并成功完成了带蒂肌皮瓣移植术。然而术后很快出现肿瘤复发，经过多次化疗，病情一度稳定，但最终进展，出现多器官功能衰竭。

二、诊疗过程

患者，女，18 岁，因"左侧季肋区疼痛 4 月"就诊。胸部 CT 检查提示左侧第 9 肋骨占位性病变，骨质可见破坏，周围软组织肿胀。穿刺活检后，诊断为：尤文氏肉瘤。予以 VAC/IE 方案（长春新碱、阿霉素联合环磷酰胺或异环磷酰胺联合足叶乙甙）化疗 4 个周期，胸部 CT 复查显示肿瘤较前明显缩小（图 5-29）。经过多学科联合讨论，建议外科手术切除。

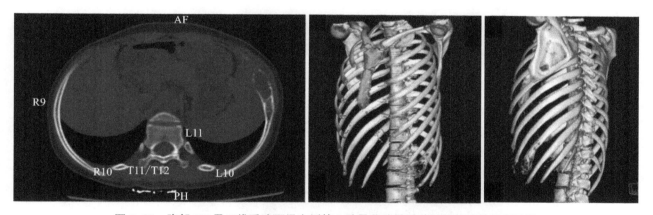

图 5-29　胸部 CT 及三维重建可见左侧第 9 肋骨前肋骨质破坏并邻近软组织肿胀

患者于 2022 年 8 月 25 日在全麻下接受左侧肋骨肿瘤扩大切除+胸壁重建术（胸膜修补+肋骨重建术+带蒂肌皮瓣移植术）。术中切除病变周围第 8~10 三根肋骨中前段部分，同时切除部分膈肌和胸壁肌肉组织及皮肤（图 5-30），以钛合金板重建肋骨，涤纶布片修补膈肌（图 5-31），腹外侧肌皮瓣重建胸壁软组织（图 5-32）。术后伤口愈合良好，皮瓣血运正常，复查胸部 CT 示胸腔及胸壁情况良好。术后病理诊断：尤文氏肉瘤。免疫组化结果显示：CD99(++)，Fli-1(-)，Ki67(+30~40%)，Syn(局灶+)，CgA(-)，CD56(+)，NKX2.2(+)。

患者术后 1 月余复查，2022 年 10 月 13 日胸部 CT 提示：双肺结节较前增大，转移可能性大（图 5-33）。诊断考虑病情进展，于 2022 年 10 月 14 日和 2022 年 11 月 5 日再次予以原化疗方案治疗。

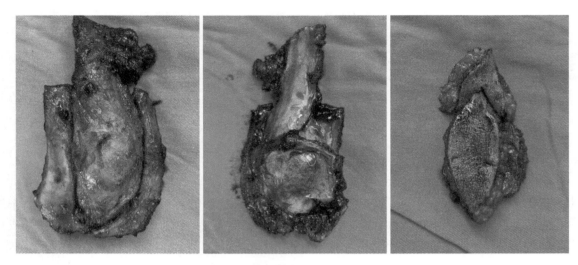

图 5-30　手术切除的肋骨和软组织标本

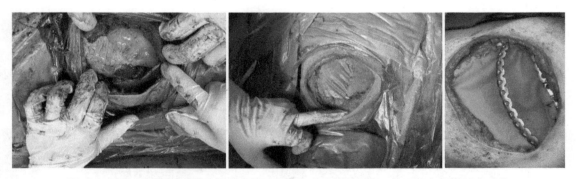

图 5-31　术中视野，切除受累的肋骨、肌肉和皮肤等软组织，并用钛合金板重建肋骨

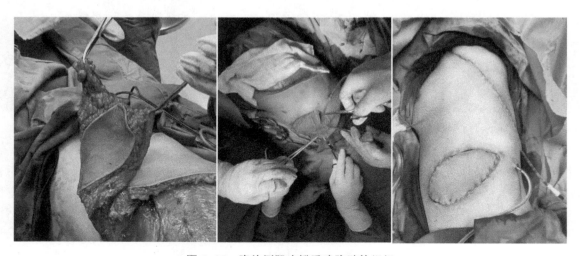

图 5-32　腹外侧肌皮瓣重建胸壁软组织

经上述治疗后，患者于 2022 年 11 月 26 日复查胸部 CT，提示患者转移瘤较前缩小。后于 2022 年 11 月至 2023 年 9 月间共行 11 次 VAC/IE 化疗，期间复查胸部 CT，病变稳定。2023 年 9 月复查时，胸部 CT 提示病情进展（图 5-34），左下肺转移瘤增大（图 5-34C2），手术区和上纵隔气管旁新发占位性病变（图 5-34A2，B2），考虑转移。

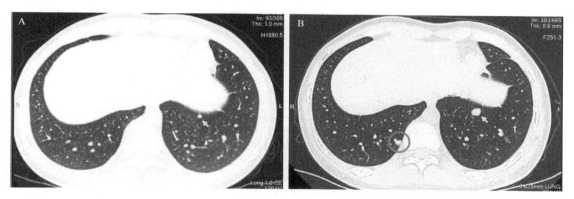

图 5-33　对比 2022 年 8 月术前 CT(A)，左下肺结节增大(黄色、红色箭头)，右下肺胸膜下新发结节(红色圆圈显示)

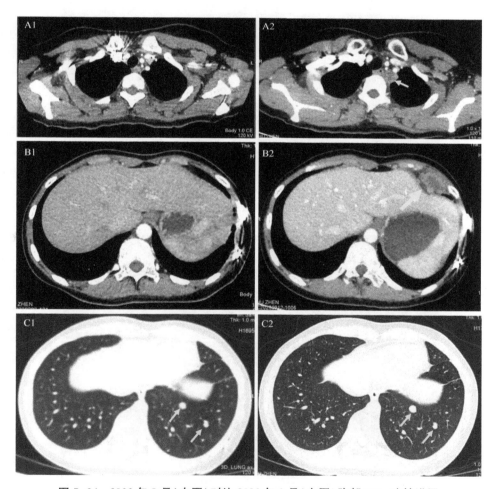

图 5-34　2023 年 9 月(右图)对比 2023 年 3 月(左图)胸部 CT，病情进展

　　治疗上于 2023 年 9 月 15 日和 2023 年 10 月 8 日分别予以替莫唑胺(150 mg，口服，d1~5)联合伊立替康(30 mg，静脉注滴，d1~5，d8~12)方案治疗。治疗后评估，于 2023 年 11 月 3 日复查胸腹部 CT (图 5-35)，提示左下肺结节(图 5-35C2)及上纵隔气管旁结节(图 5-35A2)缩小，左侧胸腔新发胸腔积液，手术区域占位性病变较前增大(图 5-35B2)，考虑病情仍进展。

　　治疗上，于 2023 年 11 月调整治疗方案，予以安罗替尼联合局部放疗。2023 年 12 月 25 日复查胸部 CT(图 5-36)，提示所有转移灶明显缩小。治疗上继续予以安罗替尼维持。

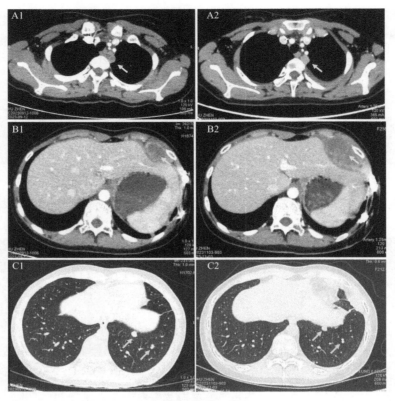

图 5-35　2023 年 11 月(右图)对比 2023 年 9 月(左图)胸部 CT,
气管旁结节(A2)和左下肺结节(C2)较前缩小,手术区病变(B2)病情进展

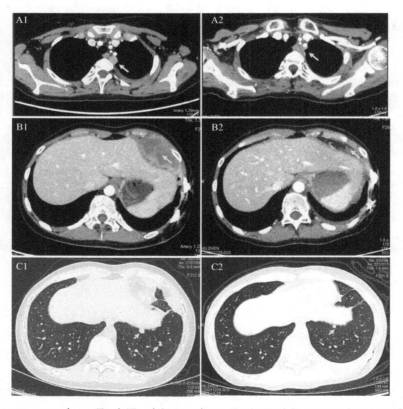

图 5-36　2023 年 12 月(右图)对比 2023 年 11 月(左图)胸部 CT,所有病变均缓解

2024 年 2 月 27 日胸部 CT 复查提示病情再次进展，左侧胸膜增厚，局部呈结节样增厚，双肺多发结节较前增多，部分增大，胸腔积液较前明显（图 5-37）。治疗上予以胸穿抽液。胸水病理结果示少量核异质细胞。

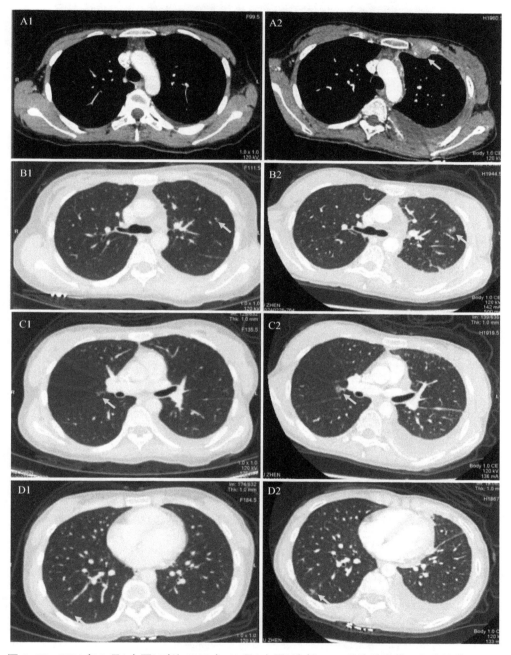

图 5-37　2024 年 2 月（右图）对比 2023 年 12 月（左图）胸部 CT，前胸壁胸膜下新发结节（A2），双肺多发结节较前增大（B2，C2，D2），考虑转移，病情进展

　　调整治疗方案，于 2024 年 3 月 5 日予以卡博替尼抗肿瘤治疗。2024 年 4 月 2 日复查胸部 CT（图 5-38），显示胸腔病变进展，双侧胸腔积液，腹腔积液。患者出现呼吸困难、呼吸功能衰竭和心功能不全表现，伴全身疼痛不适。治疗上予以对症支持及维持治疗。

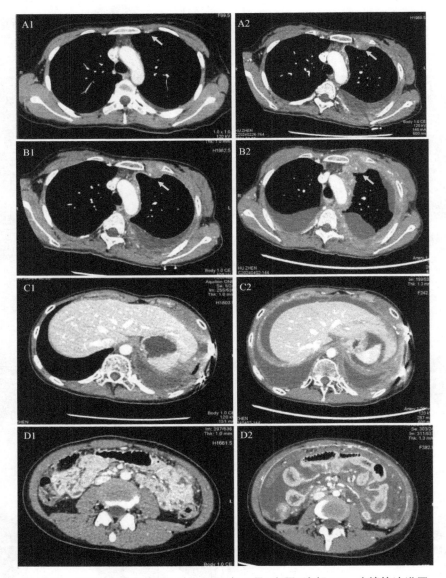

图 5-38　2024 年 4 月(右图)对比 2024 年 2 月(左图)胸部 CT,病情快速进展

三、病例特点分析与讨论

尤文氏肉瘤(Ewing's sarcoma,ES)于 1921 年由 Ewing 首先报道,又称尤文瘤,是一种侵袭性很强的骨恶性肿瘤,多发生于儿童及青少年的四肢长骨,发生于肋骨者少见。

本例患者是一名青年女性,术前确诊为尤文氏肉瘤。梳理其治疗全程(图 5-39),术前进行了 4 个周期的全身治疗(VAC/IE 方案化疗),肿瘤体积明显缩小,随后进行了扩大根治性切除术。虽然切除范围较广,胸壁重建效果也很理想,但术后 2 个月很快出现了肺部转移。对比术前胸部 CT,左下肺转移术前已存在,术前肋骨的尤文氏肉瘤已为晚期。

该患者被诊断为晚期肋骨尤文氏肉瘤,通过术前新辅助治疗、根治性手术切除及术后积极辅助治疗,从发病到疾病终末期持续了两年时间。术后病情曾一度维持 1 年的缓解和稳定。但术后 1 年,病情出现进展,予以调整方案;进行二线治疗(替莫唑胺联合伊立替康)1 月余,无效,再次调整方案;三线治疗改用安罗替尼,病情出现明显缓解,所有病变均明显缩小,但 3 个月后病情再次出现进展,再次调整

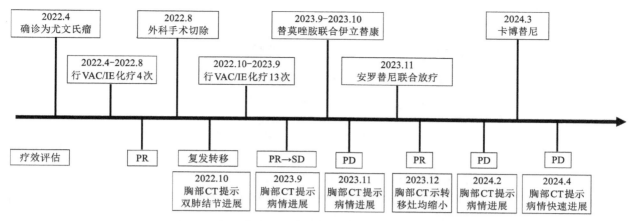

图 5-39　患者的诊疗全程、方案调整及治疗效果评价

方案;四线治疗,卡博替尼治疗无效。从上述的治疗方案的调整及效果评价可见,传统的 VAC/IE 方案的疗效持续时间最长。肿瘤的反复和进展也体现出尤文氏肉瘤的恶性程度极高,很容易出现肿瘤的复发和转移。

四、知识点总结与教学应用

(一)骨恶性肿瘤

1.骨恶性肿瘤包括哪些

原发性恶性骨肿瘤包括骨肉瘤、软骨肉瘤、脊索瘤和尤文氏肉瘤等,其中骨肉瘤和尤文氏肉瘤好发于儿童和青少年,而在成人中软骨肉瘤是最常见的原发恶性骨肿瘤。恶性骨肿瘤在所有恶性肿瘤中占比较低(约占 0.2%),但其侵袭进展迅速,易转移到其他器官,恶性程度高。

2.骨肉瘤与尤文氏肉瘤的鉴别

尤文氏肉瘤和骨肉瘤是两种不同类型的恶性肿瘤,它们在症状、治疗和预后上都有所不同(表 5-1)。

表 5-1　骨肉瘤与尤文氏肉瘤的鉴别

鉴别点	骨肉瘤	尤文氏肉瘤
细胞来源	肿瘤样改变的骨间质细胞	原始神经外胚层
发生部位	常见于长骨上,如胫骨或肱骨	常见于四肢远端或手足底部的皮下组织中
临床表现	肿瘤部位出现不同程度的疼痛	常会出现全身症状,表现为发热、周身不适、乏力、食欲下降等
影像特点	可见骨组织同时具有新骨的生成和骨质的破坏	可见广泛的骨质破坏,可见特征性的骨膜反应,出现洋葱皮样变化
病理特点	可分泌肿瘤性的骨样基质	神经外胚层分化的圆形细胞肉瘤,以含糖原的小圆细胞为特征
组织特点	骨肉瘤的细胞形态不规则,呈纤维状或骨状,易侵犯周围结构并转移至肺部	细胞形态与上皮细胞相似,有较大的细胞核和明显的核仁,呈团块状排列,且易转移至淋巴结
转移部位	主要是肺脏等脏器	主要是骨骼、骨髓、肺脏等器官
治疗方法	放疗和化疗,并在必要时进行手术治疗	手术切除和放疗等综合治疗
预后	预后相对较差,五年生存率约为 50%	预后相对较好,五年生存率为 60%~80%

(二)尤文氏肉瘤

1. 尤文氏肉瘤概念

尤文氏肉瘤 1921 年由 Ewing 首先报道,是一种侵袭性很强的骨恶性肿瘤,多发于儿童和青少年的四肢长骨,主要发生于骨盆,股骨,胫骨、肱骨和肋骨,也常出现在骨骼邻近的软组织中。

2. 尤文氏肉瘤的治疗方案

目前,尤文氏肉瘤的治疗多采用包括化疗、手术、放疗在内的多学科综合诊疗策略。

1)化疗。

尤文氏肉瘤对化疗敏感,通过多药化疗和局部控制措施(手术和/或放疗)相结合的综合治疗后,预后效果较好。化疗可作为尤文氏肉瘤的术前治疗和术后治疗,术前的新辅助化疗可缩小肿瘤体积,增加完整切除并获得镜下阴性边缘的几率;术后辅助化疗可提高大部分患者的生存率。

目前,常用的一线化疗方案(初始/新辅助/辅助治疗)包括:VAC/IE(长春新碱、阿霉素联合环磷酰胺或异环磷酰胺联合足叶乙甙);VAI(长春新碱、阿霉素联合异环磷酰胺);VIDE(长春新碱、异环磷酰胺、阿霉素联合足叶乙甙)。常用的二线治疗方案(用于复发/难治性或转移)包括环磷酰胺联合拓扑替康、伊立替康±替莫唑胺;异环磷酰胺联合足叶乙甙;异环磷酰胺、卡铂、足叶乙甙;多西紫杉醇联合吉西他滨。

2)手术治疗。

手术切除是尤文氏肉瘤治疗的重要手段之一,其主要目的是切除所有的肿瘤组织。由于少量癌细胞残余即可导致肿瘤复发,因此,为了降低复发风险,外科医生会将肿瘤及其周围的一些正常组织切除,以达到切缘阴性(即手术切除部位的边缘不再有癌细胞)。与单纯局部放疗相比,手术切除病灶可减少局部复发和二次肿瘤问题。随着外科技术的进步,尤其是骨和软组织重建技术的进步,一些原本需要截肢或术后功能有障碍的患者得以保留肢体或功能保留。

3)放疗。

尤文氏肉瘤对放射线非常敏感,因此可以将放疗与手术和化疗相结合,以提升治疗效果。对于初治的、无远处转移的,且有可能完全切除的肿瘤来说,可以通过术前放疗来缩小肿瘤体积,提高完全切除的可能性。如果存在术后大体残留或镜下残留、术中肿瘤污染、淋巴结或胸膜转移,则需要在术后进行局部放射治疗。

(三)案例在临床教学中的应用

(1)本案例可用于胸壁肿瘤或肋骨肿瘤相关知识点的引导案例。通过本案例可以引申出肋骨肿瘤、骨肉瘤或尤文氏肉瘤的概念。可通过该患者的外科手术治疗,强调多学科联合诊疗的重要性及肿瘤的整合诊疗观念。

(2)思政教育:本案例中,患者较为年轻,但其态度积极向上,积极配合治疗,意志坚定,一直与病魔作斗争,一边读书一边治疗,体现了新时代青年人不屈不挠的精神。

(四)案例思考与拓展

(1)思考:本案例中是否能通过扩大膈肌切除,减少局部复发?

(2)思考:该患者通过积极治疗,四次调整治疗方案,仅维持 2 年时间,其治疗的价值在哪里?

(3)思考:尤文氏肉瘤内科治疗进展有哪些?

参考文献

［1］SANKAR S, LESSNICK S L. Promiscuous partnerships in Ewing's sarcoma［J］. Cancer Genet, 2011, 204(7)：351-65.

［2］SIEGEL R L, MILLER K D, JEMAL A. Cancer statistics, 2015［J］. CA Cancer Journal for clinicians, 2015, 65（1）：5-29.

［3］ROJAS G A, HUBBARD A K, DIESSNER B J, et al. International trends in incidence of osteosarcoma（1988-2012）［J］. Int J Cancer, 2021, 149(5)：1044-1053.

［4］GILL J, GORLICK R. Advancing therapy for osteosarcoma［J］. Nat Rev Clin Oncol, 2021, 18(10)：609-624.

［5］STRAUSS S J, FREZZA A M, ABECASSIS N, et al. Bone sarcomas：ESMO-EURACAN-GENTURIS-ERN PaedCan Clinical Practice Guideline for diagnosis, treatment and follow-up［J］. Ann Oncol, 2021, 32(12)：1520-1536.

（张恒，周卧龙，李小燕）

特别说明

扫码下方二维码，获取书中电子版图片

注：本书中图片可免费下载使用，使用时请务必注明出处，如：

图片引自《胸外科临床教学案例精选》，主编：程远大，中南大学出版社，2024

鸣　谢

感谢中南大学出版社；

感谢中南大学教育教学改革研究项目的资助与支持；

感谢中南大学湘雅医院研究生办的老师们的指导与督促；

感谢中南大学湘雅医院胸外科的老师和同事们的合作与帮助；

感谢所有参与临床案例精选的各位领导、老师、同事和同学们；

感谢刘元奇、林航、周宇轩、王思聪、杨宇琦、戴海珍等在本书编写过程中进行的资料搜集、表格制作和绘图等工作。

谢谢大家！

（本案例精选随着临床案例的搜集，将持续不断地更新和完善）

图书在版编目(CIP)数据

胸外科临床教学案例精选 / 程远大主编. --长沙：
中南大学出版社，2024.11.
ISBN 978-7-5487-6076-4

Ⅰ. R655

中国国家版本馆 CIP 数据核字第 2024ZU7393 号

胸外科临床教学案例精选
XIONGWAIKE LINCHUANG JIAOXUE ANLI JINGXUAN

程远大　主编

□出 版 人　林绵优
□责任编辑　李　娴
□责任印制　唐　曦
□出版发行　中南大学出版社
　　　　　　社址：长沙市麓山南路　　　　邮编：410083
　　　　　　发行科电话：0731-88876770　　传真：0731-88710482
□印　　装　广东虎彩云印刷有限公司

□开　　本　889 mm×1194 mm　1/16　□印张 13.25　□字数 414 千字
□互联网+图书　二维码内容　字数 129 字　视频 33 分钟　图片 165 张
□版　　次　2024 年 11 月第 1 版　□印次 2024 年 11 月第 1 次印刷
□书　　号　ISBN 978-7-5487-6076-4
□定　　价　168.00 元

图书出现印装问题，请与经销商调换